本书由四川省科学技术厅科普项目（编号：2022JDKP0082）资助。

李仲愚杵针疗法

居家保健手册

董远蔚　钟　磊　主　编

人民卫生出版社
·北　京·

图书在版编目（CIP）数据

李仲愚杵针疗法居家保健手册 / 董远蔚，钟磊主编 . 北京 ：人民卫生出版社，2025. 10. -- ISBN 978-7-117-38752-1

Ⅰ. R245. 3－62

中国国家版本馆 CIP 数据核字第 2025ZP4323 号

人卫智网　www.ipmph.com　医学教育、学术、考试、健康，购书智慧智能综合服务平台

人卫官网　www.pmph.com　人卫官方资讯发布平台

李仲愚杵针疗法居家保健手册

Li Zhongyu Chuzhen Liaofa Jujia Baojian Shouce

主　　编：董远蔚　钟磊

出版发行：人民卫生出版社（中继线 010-59780011）

地　　址：北京市朝阳区潘家园南里 19 号

邮　　编：100021

E - mail：pmph @ pmph.com

购书热线：010-59787592　010-59787584　010-65264830

印　　刷：三河市宏达印刷有限公司

经　　销：新华书店

开　　本：710 × 1000　1/16　　印张：7.5

字　　数：112 千字

版　　次：2025 年 10 月第 1 版

印　　次：2025 年 12 月第 1 次印刷

标准书号：ISBN 978-7-117-38752-1

定　　价：52.00 元

打击盗版举报电话：010-59787491　E-mail：WQ @ pmph.com

质量问题联系电话：010-59787234　E-mail：zhiliang @ pmph.com

数字融合服务电话：4001118166　E-mail：zengzhi @ pmph.com

编写人员

主　编　董远蔚　钟　磊

副主编　陈日高　刘栩豪　郭　鸿　李情洁

编　委（按姓氏笔画排序）

王　惠　王永深　冯超群　刘　鑫　刘若南
刘栩豪　李小荣　李情洁　杨小龙　余　婷
邹明玥　邹锦文　张秋霞　陈日高　苟　鑫
范　敏　赵　馨　钟　磊　侯　斌　袁　雷
柴义淳　郭　鸿　黄　琪　谌　佳　彭佳儀
董远蔚　蒋雷鸣

序

浩瀚星河下，中华文明以天人相参的智慧滋养着这片土地五千年。传统医学作为民族精神的经络系统，承载着“上医治国”的文明基因，在历史长河中淬炼出独特的生命哲学。李仲愚杵针疗法，正是这文明根系中凝结的智慧结晶，以《黄帝内经》为宗，融摄《灵枢》经脉学说的精髓，历经六百余年的传承与创新，终成“以杵代针，以经调气”的无创诊疗体系。著作者以虔敬之心编纂此册，冀望将这份镌刻着东方生命密码的技艺，化作普罗大众触手可及的健康密钥。

考诸《素问·异法方宜论》，“砭石者，亦从东方来”的记载，揭示出中医外治法的源远流长。李仲愚先生承袭家族十四代衣钵，深研《针灸甲乙经》《难经》等典籍，将杵针疗法推演为兼具形而上医道与形而下技艺的诊疗体系。其形制，取法天罡北斗，七曜杵具暗合阴阳消长；其手法，融贯《备急千金要方》导引术与内功心法，形成点叩、推运、摩熨等八法十二式。尤值称道者，杵针既保有《灵枢·九针十二原》“欲以微针通其经脉”之旨，又突破“刺入肌肤”的物理局限，以杵具震动传导实现“气至而有效”的治疗境界，堪称守正创新的典范。

观其学理建构，处处可见“道法自然”的东方智慧。杵体圆柄方座的造型暗合《周髀算经》“环矩以为圆，合矩以为方”的宇宙观；施治时讲究“四时八正之气”的时空对应，体现《素问·宝命全形论》“人以天地之气生”的整体思维。临床施术时，医者需明辨《子午流注》气血盛衰之律，依“虚则补之，实则泻之”原则，在任督二脉与奇经八脉间构建动态平衡。这种将《易经》象数思维与《伤寒论》辨证体系完美融合的诊疗模式，实为“理验俱丰”的活态文化遗产。

作为国家级非物质文化遗产，杵针疗法的现代转化彰显珍贵的价值。无创、无药、无忌的特性，恰与《道德经》“大巧若拙”的哲学相契。看似朴拙的杵具，通过特定频率的机械震动，可激发人体筋膜网络的本体觉，启动《诸病源候论》所述“正气存内”的自愈机制。临床研究表明，杵针对慢性疼痛、亚健康状态等现代疾病的调理效果，完美诠释了《丹溪心法》“气血冲和，万病不生”的预防医学思想。这种治未病的智慧，正是破解当代医疗困境的东方方案。

本手册编纂历时数载，考校典籍自《针灸大成》至《厘正按摩要术》，参酌案例从巴蜀医馆至三甲医院，编写团队遵循《备急千金要方》“博极医源，精勤不倦”的治学精神，将深奥医理转化为可操作的家庭保健术，十二经脉对应杵具的选用标准，四季时令与施术时辰的配伍法则，乃至常见症的穴位组合方案，皆经临床大数据反复验证。特别绘制的杵针疗法特有穴位全息图，并采用数字资源形式由视频展示其操作精髓，使“宁失其穴，勿失其经”的古训变得触手可及。

《礼记·中庸》有云：“致广大而尽精微。”此册既可作为家庭保健的实用指南，亦能视为管窥中医文化的微观镜鉴。当读者执杵循经之时，既可调理家人头痛失眠之微恙，更在举手投足间体悟《周易》“穷理尽性以至于命”的生命哲学。我们期盼，这承载着千年智慧的杵针，能如《千金翼方》所言，“家家自学，人人自晓”，让中医外治法真正回归生活场域，构建起“医养结合”的健康新生态。

时值中华民族伟大复兴之际，传统医学的现代转化已成时代命题。李仲愚杵针疗法既保有《黄帝内经》“不治已病治未病”的预防理念，又契合现代人追求自然疗法的健康诉求。此手册的问世，在专业医疗与家庭保健间架设起互通桥梁。愿这柄凝聚着先贤智慧的杵针，能激活每个家庭的自愈潜能，让“民无夭札”的杏林理想照进现实，为构建人类卫生健康共同体贡献东方智慧。

四川省中医药科学院　院长

何本祥

2025 年春于蓉城

目 录

说说杵针那些事儿

什么是杵针疗法？作为传承人，该怎么介绍呢？

杵小宝：杵大师、杵小爱，最近有很多中医适宜技术爱好者在咨询我们的杵针疗法，作为传承人，我们该怎么去跟大家讲讲川派中医特色适宜技术——李仲愚杵针疗法呢？

杵大师：杵针疗法又叫“李仲愚杵针疗法”，在国家中医药管理局、四川省中医药管理局、成都中医药大学附属医院的大力推广后为大家所熟知，是一种上手方便、兼具针刺点穴和按摩之长且不破皮的中医适宜技术。

杵小爱：李仲愚老先生学术造诣深厚、临床经验精深为后世者所折服。为造福更多患者，20 世纪 80 年代将其家传绝学杵针疗法公之于众，并获得国家“七五”攻关项目，杵针疗法其“简、廉、便、效”的特点得到了广大医务工作者和患者喜爱。

李仲愚杵针疗法于 2007 年被评选为四川省非物质文化遗产代表性项目，在团队的努力下，2013 年获批全国中医学术流派传承工作室——四川李氏杵针流派传承工作室，2017 年四川省中医药管理局批准成立李仲愚杵针传承养生康复中心，2018 年成立四川省中医药学会杵针专业委员会，2021 年李仲愚杵针疗法获批国家级非物质文化遗产代表性项目，2020 年获批四川省李仲愚杵针经典传承中心。

这一路走来都是杵针流派传承人们一代一代的努力和付出，大家守正创新、不断开拓进取，使这个差一点湮没在历史长河中的中医适宜技术在新时代焕发新生。

杵小宝：作为杵针疗法的传承人，我为此感到非常自豪，我也当认真学习，反复练习，熟能生巧，方能将这一技术运用于临床。但是，杵大师，作为杵针初学者和爱好者，有一点很好奇，就是杵针疗法是不是跟李白有关？毕竟杵针疗法又叫李氏杵针疗法，历史上还有一则“李白铁杵磨成针”的励志故事。

杵大师：哈哈哈，这个可不能以讹传讹，再传下去李仲愚老先生就可能是李白诗仙这一脉相承的后裔了。这是无法考证的。

为什么将杵针疗法命名为“李仲愚杵针疗法”呢?

杵小宝：杵大师，为什么杵针疗法的全称是李仲愚杵针疗法呢？

杵大师：说到这里，就必须讲一下把家传绝学杵针疗法公之于众的李仲愚老先生。李仲愚（1920—2003）是我国著名中医学与针灸学专家，在中医学和针灸学方面均有精深的造诣。临床常用汤液、醪醴、针灸、角砭、导、按摩、贴、浴熨等法综合治疗中风偏瘫、痿证、痹证、面风、面痛、面瘫、胎位不正、崩漏、小儿五迟五软、皮肤病、耳鸣耳聋、内外眼障等内、外、妇、儿及五官科疾病，尤擅长用祖传杵针、指针等疗法治疗常见病症和疑难杂症，疗效显著。

李仲愚老先生 17 岁时即悬壶于该县医馆，其间，凡有一技之长的医药者，皆以师礼相待。在深研儒、释、道、医诸家理论之中，皆扬其长而弃其短。在药物治病的同时，尤善用针灸治病，最喜用长针疗瘫起痹，故在当地有“李长针”之称。1981 年，李仲愚老先生在多年的针灸临床工作中，发现一些可用针灸治疗的患者，因畏针而失去了治疗的机会，于是将自己祖传的杵针疗法，应用于临床。该疗法是以钝形工具代替针刺，患者不觉痛苦，但杵针疗法需要有一定指力才能达到治疗效果，先生一直练习中医养生导引，功底敦厚，力能直达腧穴深部。杵针疗法对头部及五官疾病，如头痛、眼疾、耳鸣耳聋等，效果较好。

而后，原卫生部（现国家卫生健康委员会）批准成都中医药大学附属医院成立针灸杵针研究室，以推广李氏的杵针疗法。在振兴中医事业的大好形势下，李老先生不顾年过花甲，在身患慢性疾病的情况下，为使自己六十多年的临床诊疗经验不致失传，能广泛地应用于临床，为病员解除痛苦，在原卫生部的关怀下，在医院领导和上级主管部门的大力支持下，亲自组建了针灸杵针研究室，承担了国家和省级多项中医药科研课题，开展了对李氏诊治经验的整理和临床研究。1986 年，“李仲愚杵针疗法研究”被列入国家“七五”重点攻关项目。李氏家族祖传 14 代的治病绝招，被无私地奉献出来，并由李老先生口述讲解，亲自操作示范，指导临床研究。1989

年获四川省科学进步奖二等奖。

改革开放后，每年有数批外籍（美国、英国、法国、德国、比利时、西班牙、荷兰等）及港澳台地区的学员跟随老先生学习。1993 年，李仲愚先生应德国针灸学会邀请，到德国讲学，很受欢迎。

李仲愚先生对医疗技术精益求精，一丝不苟，不自我炫耀，态度谦恭，实事求是，不固步自封，无门户之见。在繁忙的诊务和科研工作之外，还孤灯寒夜，秉笔疾书，总结经验，出版专著，传授知识，毫不保守。著有《气功灵源发微》《杵针治疗学》《李仲愚》等专著，并发表多篇论文。1991 年，被列入享受国务院特殊津贴专家。李仲愚先生于 2003 年元月去世，享年 83 岁。

杵小爱：李老先生这一生对中医药的发展贡献卓著，非常值得我们后辈学习！

杵针疗法跟传统的针刺治疗、推拿治疗有什么不同呢?

杵小宝：那杵针疗法跟传统的针刺治疗、推拿治疗有什么不同呢?

杵大师：杵针疗法是李氏家族入川始祖李尔绯老太公承习于武当山穴居道士如幻真人处。后尊如幻真人教诲，迁徙到四川成都市彭州九尺乡。并将此疗法一代代传承下来，现在已经传承至十七代。杵针疗法区别于针灸推拿最大的特点是运用中医理论和经络腧穴治病的同时，不刺破皮肤，也能达到针刺、推拿和刮痧的一定疗效，使很多患者能够安然接受。不仅如此，杵针疗法还有方便操作的八阵穴、河车路、八廓穴等简便有效的特有腧穴，以及很容易上手操作的五种手法。

杵小宝：除了不破皮，杵针疗法的工具也很有特色的，杵大师给我介绍一下吧。

杵大师：杵针根源指针，故杵针亦可说是指针的一种显相与表达，是在医家内力不具、指力不能透达脏腑之际的一种选择。亦是救生护生的一种方便。由于这种方便，杵针治疗的工具就显得很重要了。

杵针是以一种特制的工具，通过一定的手法，刺激人体体表腧穴，但针具不刺入人体肌肤之内，作用于经络、脏腑，调和阴阳，扶正祛邪，疏通经络，行气活血，从而达到治病强身，康复保健的目的。

李仲愚老先生结合其60余年的临床经验实践，凝练成了四个杵针工具样式。杵针工具性状和功能独特，可由木头、玉石、不锈钢、复合银、钛金属、黄铜等材料制成，但是目前应用最普遍的就是黄铜制成的杵针。在杵针的构成中杵头呈钝爪或钝锥，杵尾为圆弧形，伴或不伴杵脚，是杵针疗法的主要工具，共有4件，包括一号杵针（七曜混元杵）、二号杵针（五星三台杵）、三号杵针（金刚杵）和四号杵针（奎星笔）（图1）。

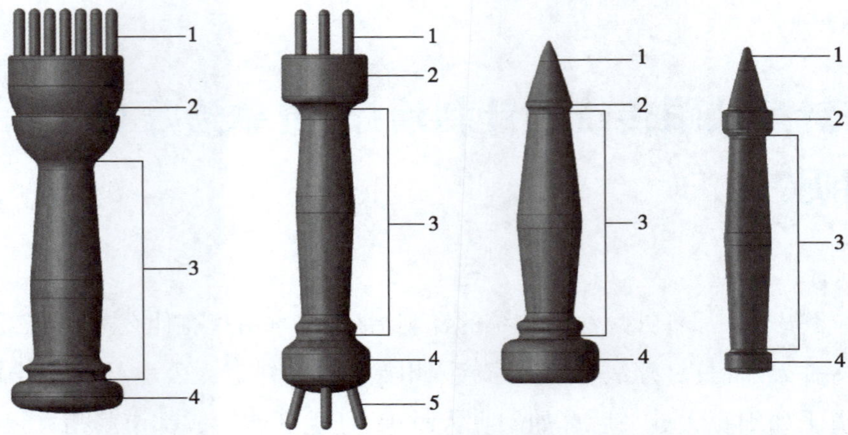

图1 杵针示意图

注：从上向下（1~5）分别为杵头、杵根、杵身、杵尾、杵脚

一号杵针长10.5cm，一端为平行的七根钝针，另一端呈一粗圆形，中间由短杆连接组成。分理、运转手法时多选用一号杵针。

二号杵针长11.5cm，一端为平行的三根钝针，另一端为梅花形的五根钝针，中间由短杆连接组成。点叩、运转、分理手法时多选用二号杵针。

三号杵针长10.5cm，一端呈钝锥形，另一端为粗圆形，中间由短杆连接组成。点叩、升降、开阖、运转手法时多选用三号杵针。

四号杵针长8cm，一端呈钝锥形，另一端为细圆形，中间由短杆连接组成。点叩、升降或开阖手法时多选用四号杵针。

杵针兼具针灸及按摩双重功效，并有效避免了常规针刺疗法肌肤刺入之痛，是对传统针灸的重大创新和发扬。

杵大师：杵针，作为中医传统疗法之一，通过刺激人体特定穴位，以调整和平衡人体的气血运行，从而达到治疗疾病的目的。

杵针的治疗原理基于中医的气血理论和经络学说。根据中医理论，人体内部有着复杂的经络系统，通过这些经络系统，气血在全身流动，维持着身体的正常生理功能。然而，当人体出现疾病或不适时，往往是因为这种气血运行出现了不平衡或堵塞。而杵针疗法的作用就在于通过在特定穴位上刺激，调整气血的流动，恢复人体的平衡状态。

在杵针疗法中，杵针师会根据患者的病情和体质，精确地选择穴位，这些穴位往往分布在身体的经络上，经过长期的实践和总结，杵针师们已经积累了丰富的经验，对于每个穴位的作用和效果都了如指掌。

杵针的刺激可以通过多种方式进行，比如旋转、抽拔、捻转等，具体操作根据患者的病情和需要而定。杵针师们通过这种刺激，可以调和人体的气血，舒缓经络，促进血液循环，增强免疫力，达到治疗和预防疾病的目的。

杵针疗法的治疗范围非常广泛，几乎涵盖了所有的疾病和不适。比如常见的头痛、肩颈痛、腰腿痛、消化不良、失眠、焦虑抑郁等，都可以通过杵针疗法得到缓解和治疗。此外，杵针还可以用于美容、减肥、戒烟戒酒等方面。值得一提的是，杵针疗法与西医药物治疗相比，具有独特的优势和特点。它不仅没有药物副作用，而且疗效持久，可以改善患者的整体健康状况，提高生活质量。因此，在越来越多人重视健康和自然疗法的今天，杵针疗法作为一种安全、有效的治疗方式，受到了越来越多人的青睐和信赖。

总之，杵针疗法作为中医传统疗法的重要组成部分，不仅具有悠久的历史和丰富的理论基础，而且在实践中取得了显著的疗效。它以其独特的治疗原理和方法，为人们带来了健康和舒适，成为了当今世界上备受推崇的一种自然疗法。

从西医角度来看，杵针疗法可以被解释为一种针刺疗法，是中医学的一部分，主要应用于调整和改善人体的生理功能。虽然杵针疗法的效果尚未得到西医学科学实验的充分验证，但一些研究表明，它可能通过影响神经系统、内分泌系统和免疫系统来产生治疗效果。

从神经系统的角度来看，杵针疗法可能通过刺激皮肤和肌肉组织上的感受器，产生局部和全身的神经反应。这些反应可能导致神经递质的释放，如内啡肽和多巴胺等，从而产生镇痛和舒缓疼痛的效果。此外，杵针的刺激还可能通过神经 - 内分泌调节系统，调整体内激素水平，影响患者的情绪状态和生理功能。

在内分泌系统方面，杵针疗法可能通过刺激特定的穴位，调节下丘脑 - 垂体 - 肾上腺轴和甲状腺 - 副交感神经系统，影响体内激素的分泌和代谢。例如，杵针疗法可能促进内啡肽和脑啡肽等内源性镇痛物质的释放，从而缓解疼痛。同时，它还可能调节肾上腺皮质激素的分泌，增强机体的抗应激能力，减轻压力和焦虑情绪。

另外，杵针疗法也可能通过影响免疫系统来发挥治疗作用。一些研究表明，杵针的刺激可以促进巨噬细胞和NK细胞的活化，增强机体的免疫功能，提高抗病能力。此外，杵针还可能通过调节炎症介质的释放，抑制炎症反应，减轻组织损伤和疼痛。”

杵小宝：那会不会很痛？

杵大师：杵针的刺激通常是非常轻微的，甚至有些人会感受不到疼痛。相反，杵针的刺激往往会让人感到一种舒适和放松。当杵针轻轻刺入皮肤时，可能会产生一种微妙的感觉，有些人形容为酥麻、轻微的酸痛或温热感。但这种感觉很快就会消失，随后被一种愉悦和轻松的感觉所取代。

这种舒适和放松的感觉可能源于杵针刺激对神经系统的影响。当杵针刺激特定的穴位时，可能会激活神经递质的释放，如内啡肽和多巴胺等，从而产生镇痛和愉悦感。同时，杵针的刺激还可能促进身体内部的血液循环，增加血液和氧气的供应，有助于放松肌肉，缓解紧张和压力。

因此，接受杵针疗法的过程通常是非常愉快和舒适的。许多人在接受完杵针疗法后都会感觉到身心得到了放松和舒缓，精神焕发，体力充沛。这种舒适的感觉不仅在治疗过程中体验到，而且往往会持续到治疗结束后，为人们带来一种愉悦和幸福的心境。

杵针疗法有什么特殊穴位呢？

杵小爱：杵大师可不可以给我们简要地说一说杵针疗法的特殊穴位呢？

杵大师：好的，安排。杵针疗法有八阵穴、河车路、八廓穴等简便有效的特有腧穴。

一、八阵穴

我就先来说一说八阵穴。八阵穴是以任一腧穴为中宫，向外的一定距离为半径画圆，将圆八等分，形成外八阵；中点到外圈的距离再三等分，所形成的中圈、内圈两圈为中八阵和内八阵（图2）。其中比较重要的八阵穴验穴有：泥丸八阵（百会八阵）、风府八阵、大椎八阵、身柱八阵、至阳八阵、神道八阵、筋缩八阵、脊中八阵、命门八阵、腰阳关八阵、腰俞八阵等。

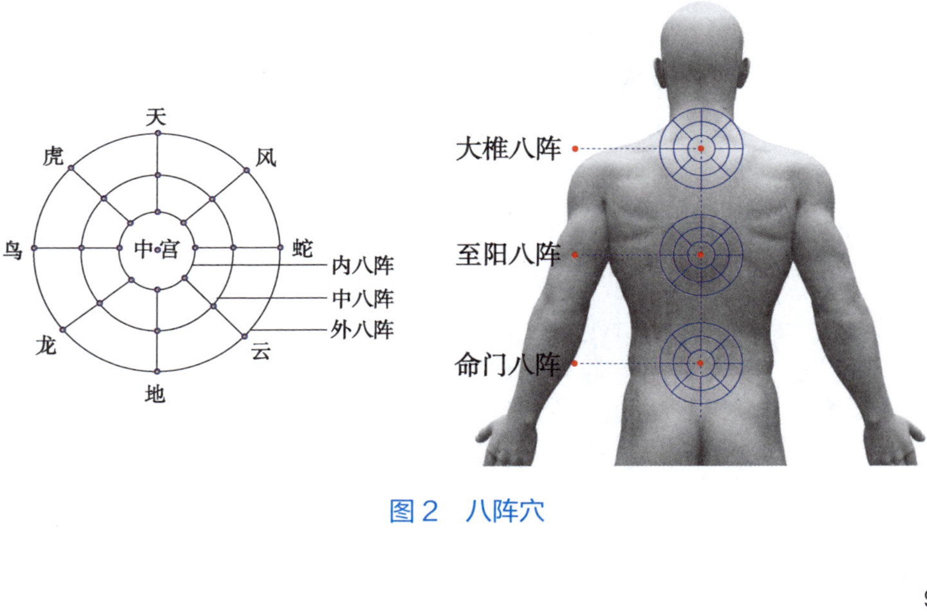

图2 八阵穴

1. 泥丸八阵（百会八阵）

定位：以泥丸（百会穴）为中宫，百会穴到印堂穴为半径所形成的八阵穴为泥丸八阵（图 3）。

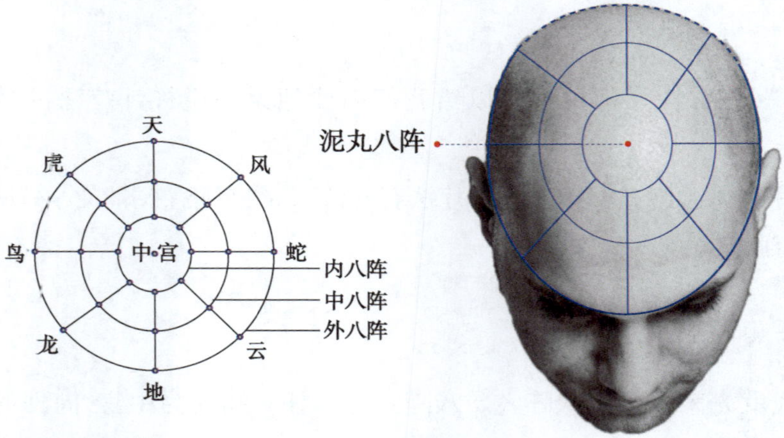

图 3　泥丸八阵

主治：中风偏瘫，失语，偏、正头痛，目眩，耳鸣耳聋，脑鸣，失眠，健忘，肢体痿废，癫、狂、痫等神经、精神系统病症。

手法：杵针点叩、升降、开阖、运转、分理。

2. 风府八阵

定位：以风府穴为中宫（风府穴在项后正中，枕骨粗隆下两筋之间凹陷处，入发际一寸处），从风府穴到后发际边缘的长度为半径，所构成的八阵穴为风府八阵（图 4）。

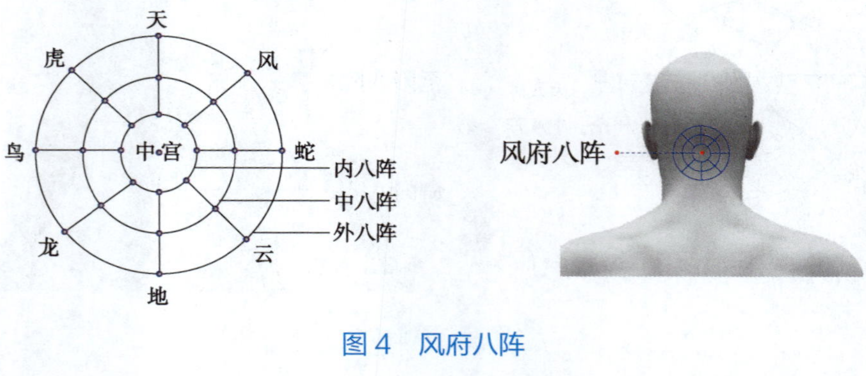

图 4　风府八阵

主治：中风，失语，头痛，颈项强痛，眩晕，鼻塞，鼻衄，咽喉痛，口腔红肿疼痛，耳鸣耳聋，失眠，健忘，癫痫，癔症，小儿惊风，半身不遂，四肢痿弱，痉挛等病症。

手法：杵针点叩、升降、开阖、运转、分理。

3. 大椎八阵

定位：以大椎穴为中宫（大椎穴在第 7 颈椎棘突下凹陷中），从大椎穴到左右旁开三寸处为半径，所形成的八阵穴为大椎八阵（图 5）。

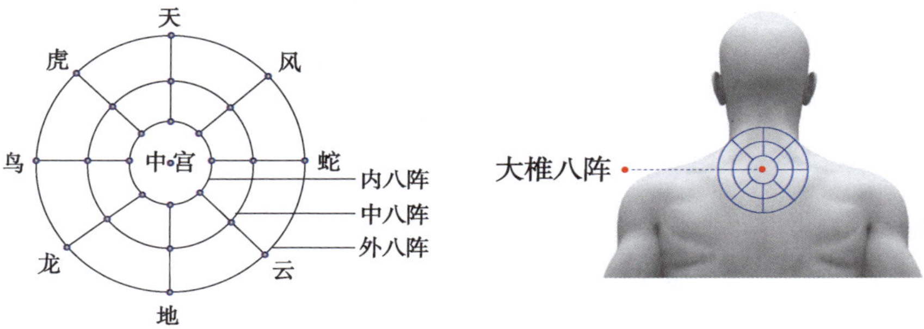

图 5　大椎八阵

主治：颈项强痛，外感发热，咳喘，疟疾，骨蒸盗汗，癫痫，风疹等病症。

手法：杵针点叩、开阖、运转、升降、分理。

4. 身柱八阵

定位：以身柱穴为中宫（身柱穴在第 2 胸椎棘突下凹陷中），从身柱穴到左右魄户穴的距离为半径，所形成的八阵穴为身柱八阵（图 6）。

主治：外感发热，咳嗽，喘息，疟疾，癔病，癫痫，脊背痹痛，小儿惊痫，乳痈，胸痹，呕吐以及上肢痿弱，麻痹，瘫痪等病症。

手法：杵针点叩、升降、开阖、运转、分理。

5. 神道八阵

定位：以神道穴为中宫（神道穴在第 5 胸椎棘突下凹陷中），从神道穴到左右神堂穴的距离为半径，所形成的八阵穴为神道八阵（图 7）。

主治：心悸，怔忡，心痛，胸痹，心胸烦满，失眠，健忘，咳嗽，喘息，小儿惊风，乳痈，乳房肿块，食管梗阻，呕恶，嗳气等病症。

手法：杵针点叩、升降、开阖、运转、分理。

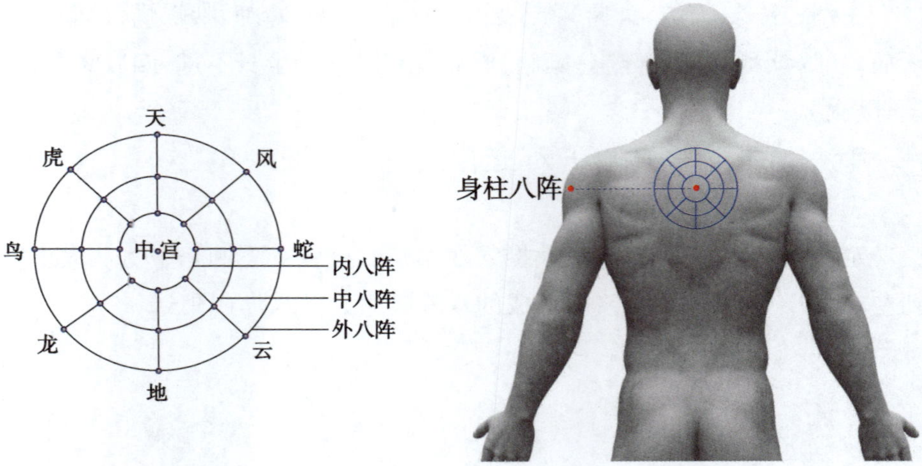

图 6　身柱八阵

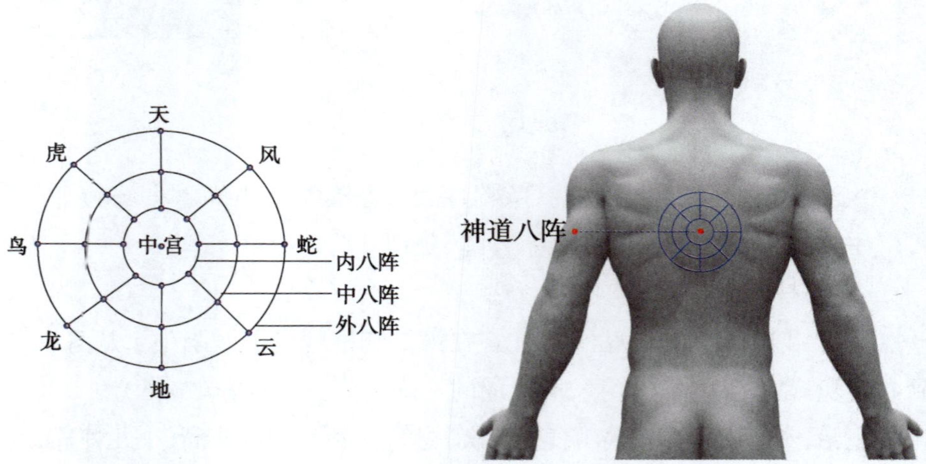

图 7　神道八阵

6. 至阳八阵

定位：以至阳穴为中宫（至阳穴在第 7 胸椎棘突下凹陷中），从至阳穴到左右膈关穴的距离为半径所形成的八阵穴为至阳八阵（图 8）。

主治：肝、胆、脾、胃、胰等脏腑病症，如胸胁胀满疼痛，呕吐，胃痛，痞满，黄疸，咳嗽，哮喘，疟疾，呃逆，嗳腐吞酸等病症。

手法：杵针点叩、升降、开阖、分理、运转。

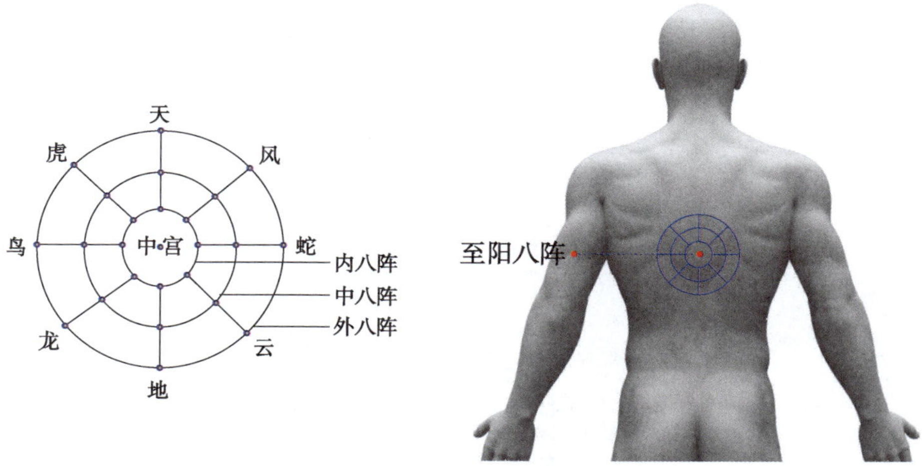

图 8　至阳八阵

7. 筋缩八阵

定位：以筋缩八阵为中宫（筋缩穴在第 9 胸椎棘突下凹陷中），从筋缩穴到左右魄门穴的距离为半径，所形成的八阵穴为筋缩八阵（图 9）。

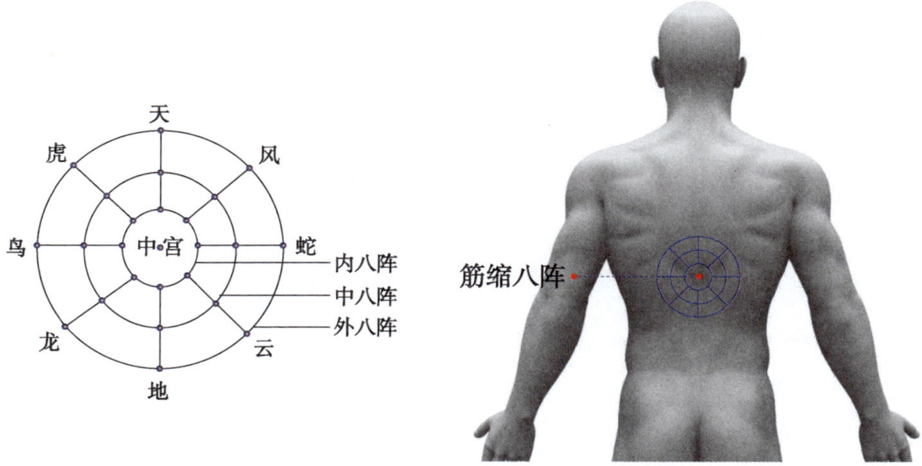

图 9　筋缩八阵

主治：癫痫，脊强，胃痛，腹胀，呕吐，嗳气，呃逆，黄疸等肝、胆、脾、胃脏腑的疾病。

手法：杵针点叩、升降、开阖、运转、分理。

8. 脊中八阵

定位：以脊中穴为中宫（脊中穴在第 11 胸椎棘突下凹陷中），从脊中穴到左右意舍穴的距离为半径，所形成的八阵穴为脊中八阵（图 10）。

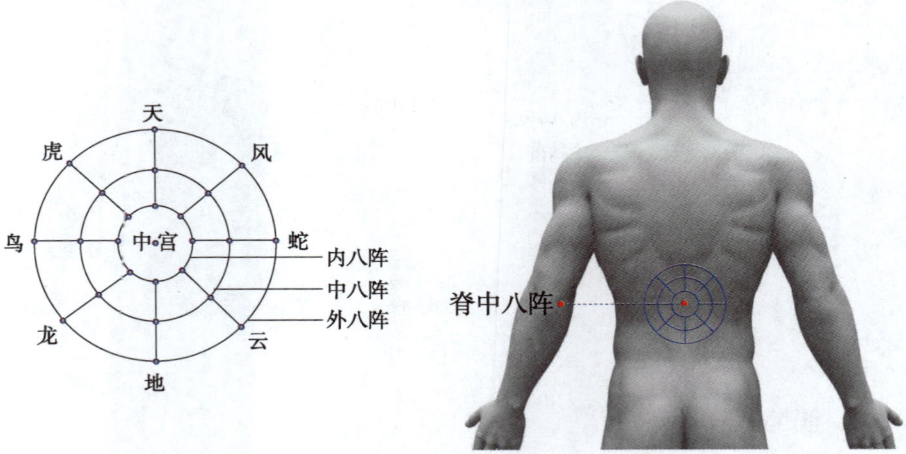

图 10　脊中八阵

主治：腹痛，腹胀，泄泻，黄疸，痢疾，癫痫，小儿疳积，脱肛等脾胃疾病。

手法：杵针点叩、升降、开阖、运转、分理。

9. 命门八阵

定位：以命门穴为中宫（命门穴在第 2 腰椎棘突下凹陷中），从命门穴到左右志室穴的距离为半径，所形成的八阵穴为命门八阵（图 11）。

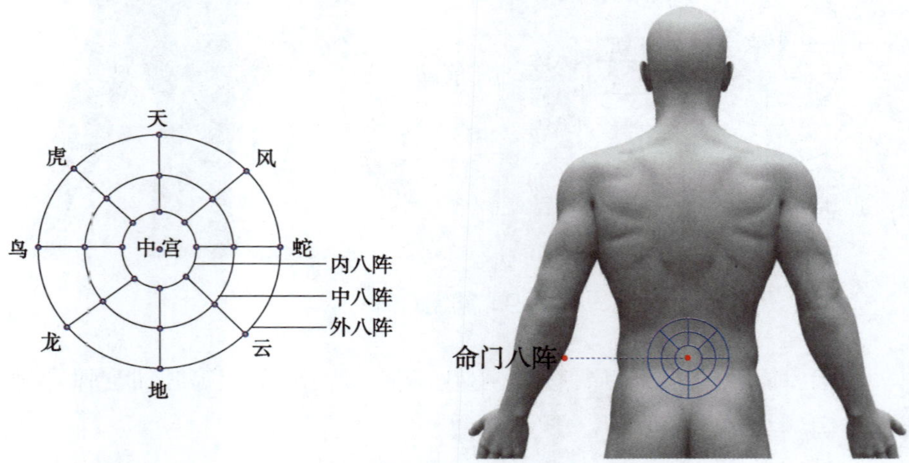

图 11　命门八阵

主治：腹胀，腹泻，遗精，阳痿，带下病，月经不调，痛经，经闭，耳鸣耳聋，水肿，遗尿，下肢麻痹，痿软，瘫痪，小便频数，小便短少，癃闭等病症。

手法：杵针点叩、升降、开阖、运转、分理。

10. 腰阳关八阵

定位：以腰阳关穴为中宫（腰阳关穴在第4腰椎棘突下凹陷中，与髂前上棘平齐），从腰阳关穴到左右大肠俞穴的距离为半径，所形成的八阵穴为腰阳关八阵（图12）。

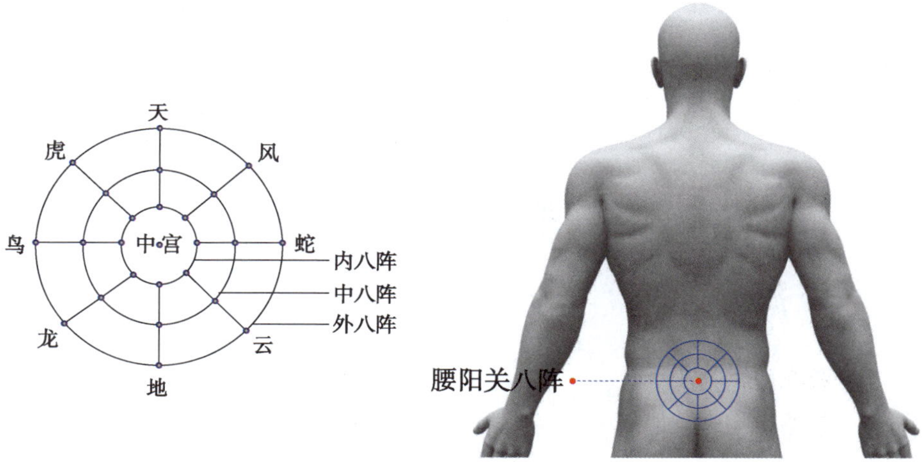

图12 腰阳关八阵

主治：腹痛，腹泻，痢疾，脱肛，便秘，遗精，阳痿，早泄，月经不调，痛经，经闭，带下，腰骶强痛，下肢痿弱，强直，痉挛或麻木，疼痛等病症。

手法：杵针点叩、升降、开阖、运转、分理。

11. 腰俞八阵

定位：以腰俞穴为中宫（腰俞穴在骶管裂孔处），从腰俞穴到左右秩边穴的距离为半径，所形成的八阵穴为腰俞八阵（图13）。

主治：腹痛，腹泻，便秘，脱肛，月经不调，痛经，经闭，崩漏，痔漏，腰脊强痛，下肢痿痹、强痛，遗精，阳痿，早泄，带下等病症。

手法：杵针点叩、升降、开阖、运转、分理。

八阵穴的布阵是灵活多变的，不仅在头面，背部督脉，腹部任脉上布阵，而且还可采取俞募配穴、原络配穴及在阿是穴上布阵。总之，临床上要根据病情辨证选用。

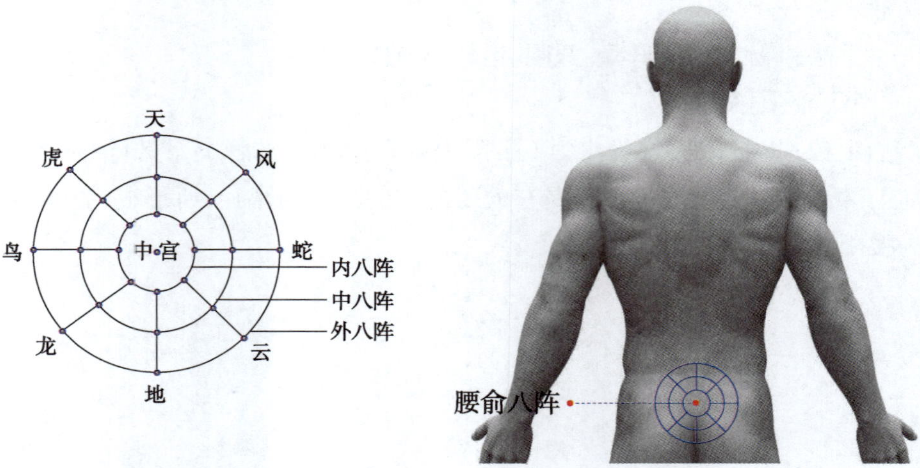

图 13　腰俞八阵

二、河车路

再来说说河车路。

河车路以任脉、督脉及左右各 3 条旁线构成，共 7 条。人体气血是通过经络的运行，周而复始，如环无端不停地升降运转。杵针疗法是通过杵针在人体河车路上，施行各种手法，促进人体气血运行，畅通经脉，从而达到治病的目的。人体的河车路为气血沿任、督之脉运转的途径，可分为头部河车路、腰背部河车路、胸腹部河车路（图 14）。各部河车路根据所属脏腑和主治不同，又可分为若干段。其中比较重要的河车路分段有：头部河车路（河车印脑段、河车脑椎段）、腰背部河车路（河车椎至段、河车阳命段）、胸腹部河车路（河车天膻段、河车膻阙段、河车阙极段）。

1. 头部河车路

（1）河车印脑段

定位：头部河车路印脑段共有 7 条；中间 1 条从印堂穴到脑户穴，为督脉线；目内眦至相对应的脑户穴旁，为第 2 条线；瞳仁正中至相对应的脑户穴旁，为第 3 条线；目外眦至相对应的脑户穴旁，为第 4 条线。其中，印堂穴至脑户穴督脉线为单线，其余2、3、4条为左右对称，共6条，加上正中1条，共7条（图15）。

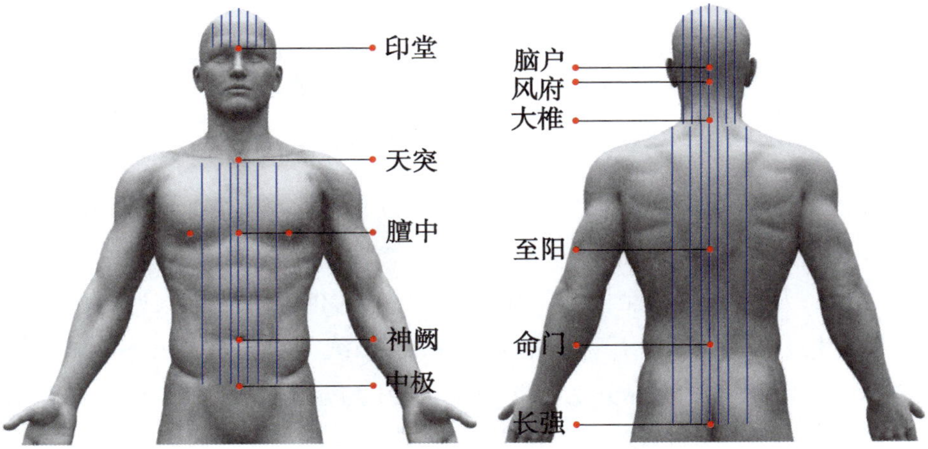

图14　河车路

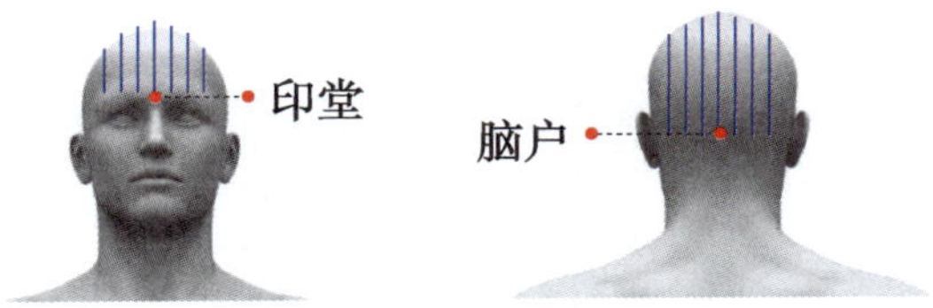

图15　河车印脑段

主治：中风瘫痪，肢体痿软，痉挛，抽风，头风，失眠，眩晕，癫痫，狂症，目疾，耳病，目病。

手法：杵针点叩、升降、开阖、运转、分理。

（2）河车脑椎段

定位：从脑户穴到大椎穴和脑户穴到大椎穴两旁与两眼内眦、外眦及瞳仁之间的距离相等的左右3条线，为河车脑椎段（图16）。在此河车路上有7个穴位，即眼点、鼻点、耳点、口点、唇齿点、舌点、咽喉点。这7个穴位，分别在脑户穴至大椎穴的河车路线上的七分之一处。

主治：眼、耳、口、鼻、舌、唇齿、咽喉诸症以及眩晕、失眠、心悸等病症。

手法：杵针点叩、升降、开阖、运转、分理。

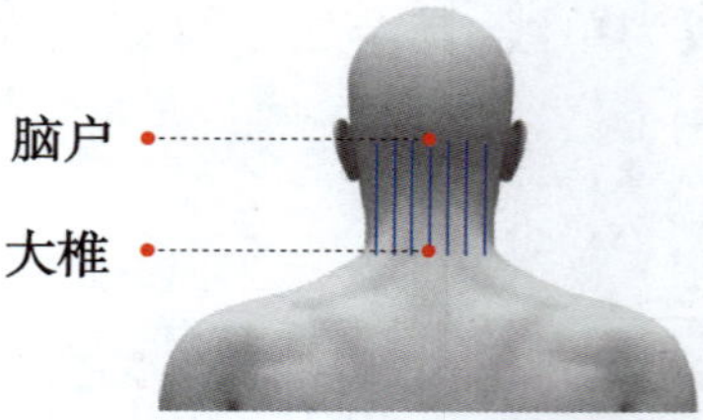

图 16　河车脑椎段

2. 腰背部河车路

（1）河车椎至段（图 17）

定位：从大椎穴到至阳穴的中线，以及从大椎穴到至阳穴两旁的 3 条线，即脊柱（督脉线）旁开五分的第 1 条线，该线与夹脊穴连线相同；脊柱（督脉线）旁开的一寸五分的第 2 条线，该线与足太阳膀胱经在背部的第 1 条线相同；脊柱（督脉线）旁开三寸的第 3 条线，该线与足太阳膀胱经在背部的第 2 条线相同。在第 1 条路线上有大椎点、陶道点、风门点、肺点、心包点、心点、督点、膈点，每穴与该段督脉和足太阳膀胱经的同名腧穴相对应。

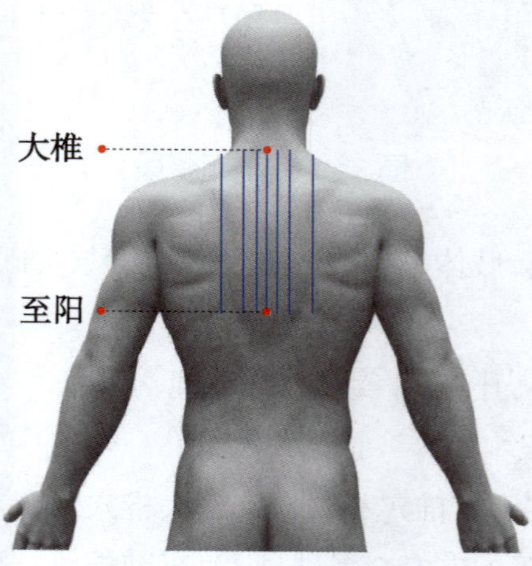

图 17　河车椎至段

主治：大椎点、陶道点、风门点段河车路主治咳嗽、喘息、感冒、温邪初起、疟疾等病症。肺点、厥阴点、心点、督点、膈点段河车路主治胸闷、胸痛、心悸、怔忡、健忘、心痛等心肺疾病以及噎膈、呃逆、呕吐等肺胃疾病。

手法：杵针点叩、升降、开阖、运转、分理。

（2）河车命阳段

定位：从至阳穴到命门穴的正中线以及从至阳穴到命门穴两旁的3条线，即督脉线旁开五分的第1条线；脊柱（督脉线）旁开一寸五分的第2条线，该线与足太阳膀胱经在背部的第一条线相同；脊柱（督脉线）旁开三寸的第3条线，该线与足太阳膀胱经在背部的第2条线相同，为河车阳命段（图18）。在第1条路线上有膈点、胰点、肝点、胆点、脾点、胃点、三焦点、肾。每穴与该段督脉与足太阳膀胱经的同名俞穴相对应。

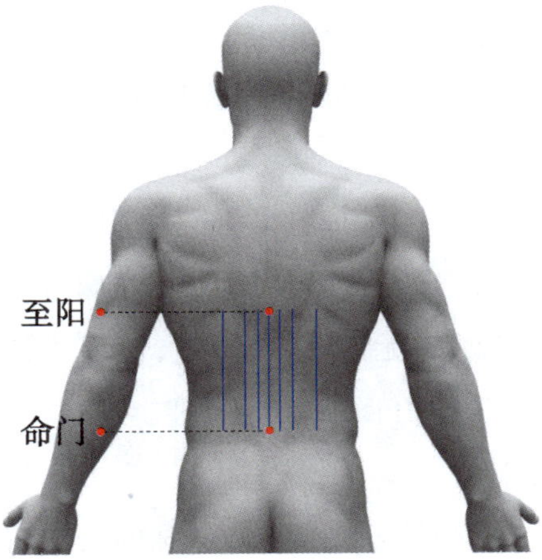

图18　河车命阳段

主治：胃脘痛，胁肋痛，腹胀，腹泻，痢疾，呃逆，呕吐，嗳气，便秘，尿频，尿急，尿痛，血尿，遗尿，月经不调，痛经，经闭，崩漏，带下，遗精，阳痿以及下肢痿弱、瘫痪等疾病。

手法：杵针点叩、升降、开阖、运转、分理。

（3）河车命强段

定穴：从命门穴到长强穴的中线和从命门穴到长强穴两旁的3条线，即脊柱（督脉线）旁开五分的第1条线；脊柱（督脉线）旁开一寸五分的第2条线；该线与足太阳膀胱经在背部的第1条线相同；脊柱（督脉线）旁开三寸的第3条线，该线与足太阳膀胱经在背部的第2条线相同（图19）。

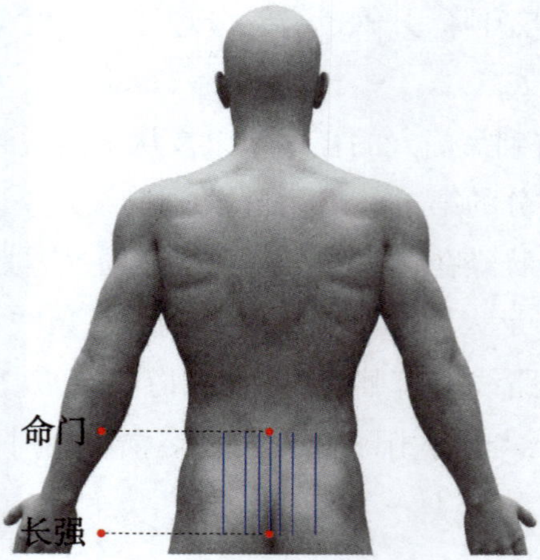

图 19　河车命强段

主治：脊强腰痛，遗尿，尿频，泄泻，遗精，阳痿，腹痛，腹胀，月经不调，痛经，经闭，赤白带下，流产，头晕耳鸣，耳聋，癫痫，惊恐，手足逆冷，下肢痿痹，中风下肢不遂，腰膝酸软无力，潮热盗汗，骨蒸劳热。

手法：杵针点叩、升降、开阖、运转、分理。

3. 胸腹部河车路

胸腹部河车路为河车前线。该线从任脉的天突穴直下，经过胸、上腹、下腹到会阴穴处，与督脉相交。从任脉两旁的左右 3 条线为河车左右线。河车前线可分为以下几段。

（1）河车天膻段

定位：从任脉的天突穴到膻中穴的任脉中线，和任脉旁开五分、一寸五分、三寸的 3 条线，为河车天膻段（图 20）。

主治：心、肺、膈等急、慢性疾病，如胸痹、心痛、咳嗽、喘息、呃逆、心悸、吞咽困难等病症。

手法：杵针点叩、升降、开阖、运转、分理。

（2）河车膻阙段

定位：从膻中穴到神阙穴的任脉经正中线，和任脉经旁开五分、一寸五分、三寸的三条线，为河车膻阙段（图 21）。

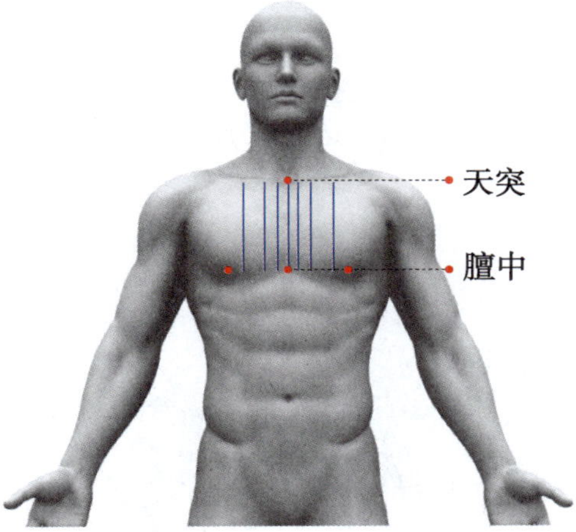

图 20　河车天膻段

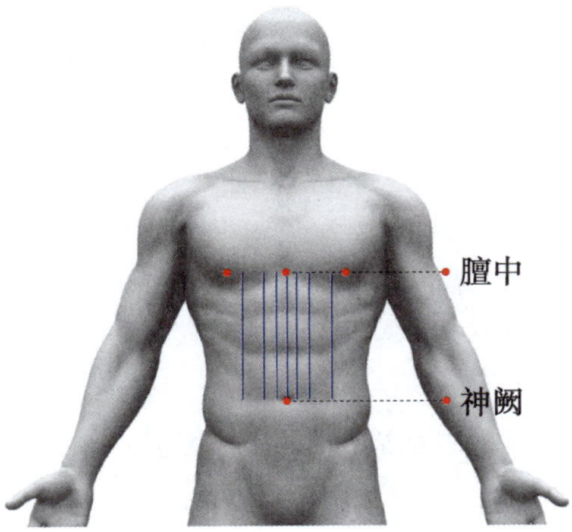

图 21　河车膻阙段

主治：脾、胃、肝、胆疾病，如胃脘胀满、疼痛、呃逆、呕恶、胸痹、胁痛等病症。

手法：杵针点叩、升降、开阖、运转、分理。

（3）河车阙极段

定位：从神阙穴到中极穴的任脉正中线，和任脉旁开五分、一寸五分、三寸的三条线为河车阙极段（图 22）。

主治：大肠、小肠、尿道、膀胱、盆腔、子宫等脏器的病变，如淋证、尿闭、尿血、腹泻、便秘、痢疾、小腹痛、月经不调、痛经、经闭、崩漏、带下、遗精、阳痿、不孕、疝气等。

手法：杵针点叩、升降、开阖、运转、分理。

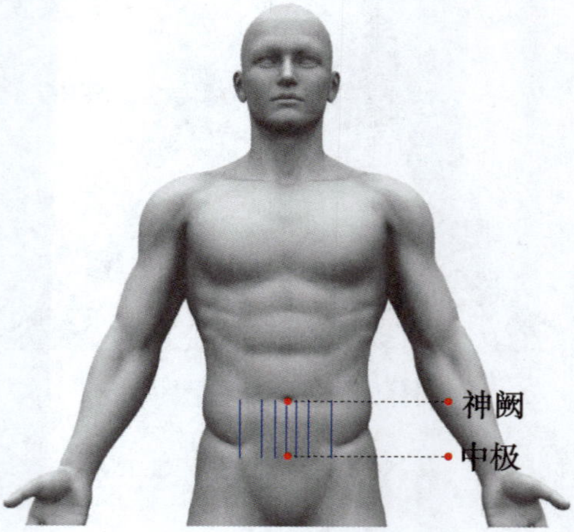

图 22　河车阙极段

三、八廓穴

再来说说八廓穴。八廓穴以分布于眼眶、耳根、鼻端周围八个方位的穴位构成，分为眼八廓、耳八廓、鼻八廓。八廓穴主治与其部位相关的病症。

1. 眼八廓

定位：眼八廓就是把眼眶周围眼眶骨的边缘分作天、地、山、泽、风、雷、水、火八个点（图 23）。

主治：目赤、目肿、目痛、溢泪、云翳、胬肉、瞳神缩小或散大，视物昏花，视物不正，弱视、复视，畏光明，眼见红星、飞蚊、黑点等眼病。

手法：杵针点叩、开阖。

2. 耳八廓

定位：沿耳根周围分成天、地、山、泽、风、雷、水、火八个点，称为耳八廓（图 24）。

主治：耳病，如耳内溃脓流液、红肿、疼痛、耳鸣、耳聋以及腮部红肿疼痛等病症。

手法：杵针点叩、开阖。

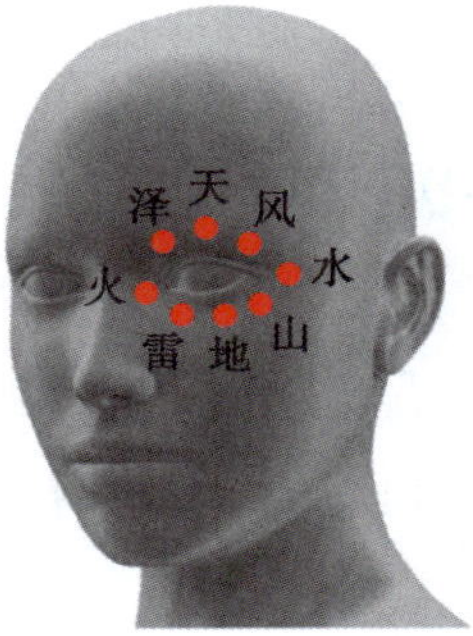

图23　眼八廓

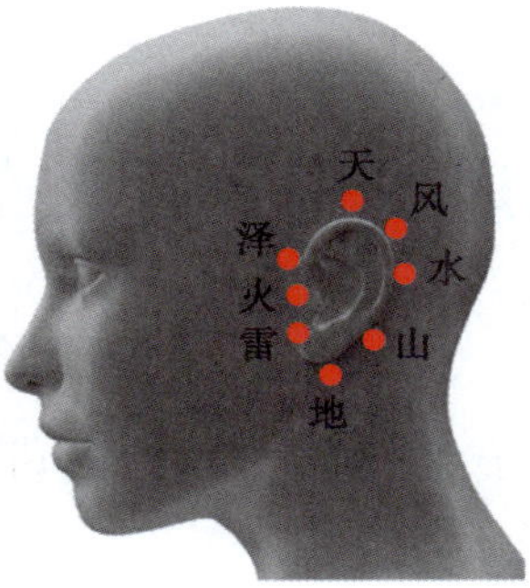

图24　耳八廓

3. 鼻八廓

定位：以鼻端的素髎穴平行到迎香穴的距离为半径画一个圆圈，把这个圆圈分成天、雷、水、火等八个点为鼻八廓（图25）。

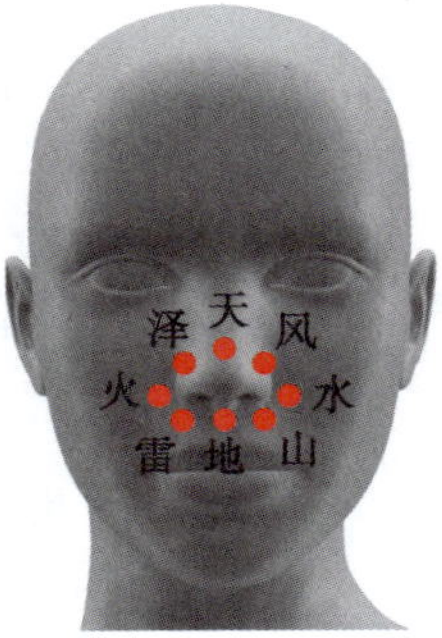

图25　鼻八廓

主治：鼻部疾病，如鼻塞、鼻鸣、鼻渊、鼻流浊涕、鼻流腐物、鼻不闻香臭等病症。

手法：杵针点叩、开阖。

可以讲讲杵针疗法的简便操作吗？

杵小宝：听了杵大师的讲授，我如获至宝。可以讲讲杵针疗法的简便操作吗？

杵大师：读者朋友们可以根据施术部位、受术者具体情况来选择执杵方法以及行杵角度、高度、快慢、轻重等。

1. 执杵方法 我们首先来学习一下手持杵针的方法。读者朋友们可以根据施术部位选择执笔执杵法和直握执杵法。

执笔执杵法：拇指、示指、中指抓持杵针杵根部。头面及四肢肌肉浅薄部位施术宜用执笔法（图 26）。

直握执杵法：手掌抓持杵针杵身部。腰、背、臀及四肢肌肉丰厚部位施术宜用直握法（图 27）。

ER-1 杵针工具及执杵手法

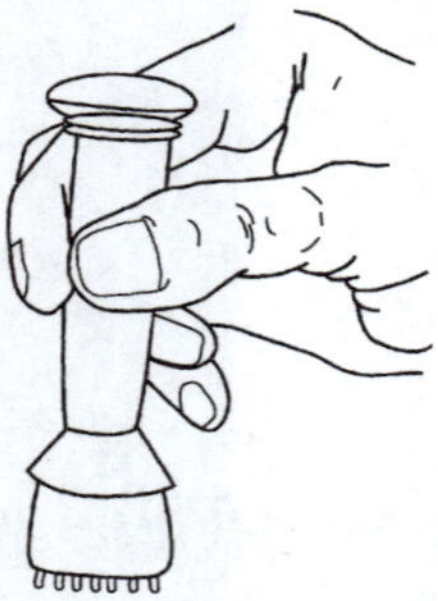

图 26 执笔执杵法

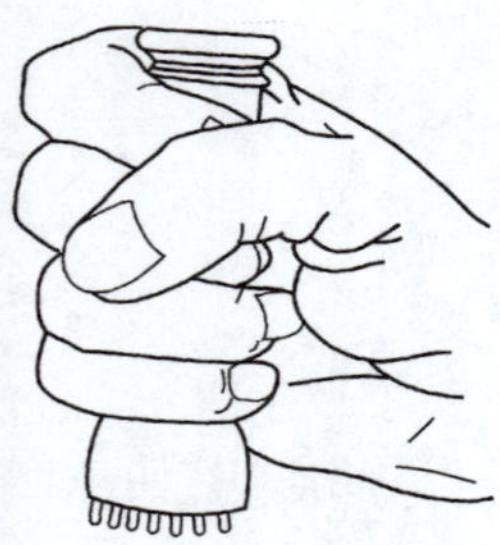

图 27 直握执杵法

2. 行杵角度 行杵的角度也需要注意一下，一般分为直杵、斜杵、运转杵。

直杵：杵身与施杵部位皮肤表面呈 90° 垂直行杵，可用于大部分腧穴。

斜杵：杵脚或杵头与施术部位的皮肤表面呈 40°~50° 倾斜行杵，宜用于鼻周、眼眶、耳廓、掌指（趾）等小面积、有轮廓等部位的腧穴。

运转杵：杵头、杵身或杵脚与施术部位皮肤表面呈 90° 行杵操作，可用于面积较大的部位。

3. 行杵轻重和快慢 行杵轻重和快慢（疾徐）是非常重要的。

轻手法：受术者有一点杵针行杵治疗的感觉，但是感觉不到刺激，且无难受不适的疼痛。

重手法：受术者能耐受的行杵治疗时的最大刺激强度且无不适的疼痛感，无刺破皮肤的情况。

慢（徐）手法：每分钟施杵小于 80 次。

快（疾）手法：每分钟施杵不少于 80 次。

4. 行杵高度

低杵：受术者体质羸弱，施术部位面积较小的，宜行杵高度稍低。

高杵：受术者体质肥胖，施术部位面积较大的，宜行杵高度稍高。

杵大师：在读者朋友们对执杵方法与行杵的角度、高度、快慢、轻重等有了基本了解后，我再来逐一讲授杵针疗法的基本操作方法。

杵针疗法经过 300 余年的传承，化繁为简地总结出了 5 种基本操作方法，分别是点叩手法、升降手法、开阖手法、运转手法、分理手法。这 5 种基本操作方法非常容易学习，读者朋友们可以在家上手操作。

1. 点叩手法 行杵时，杵针杵头向施术部位反复叩击。

用三号杵针或四号杵针的杵头端在面积较小的部位上施术，二号杵针杵脚端在面积较大的部位上施术。

ER-2 点叩手法

2. 升降手法 行杵时，杵针杵头接触施杵部位的皮肤，上推下推，上推为升，下推为降。应以皮肤潮红为度。

ER-3 升降手法

3. 开阖手法 行杵时，杵针杵头接触施杵部位的皮肤，向下进杵为开，向上提杵为阖。应以受术者能忍受为度。

ER-4 开阖手法

此法宜用三号杵针或四号杵针的杵头在面积较小的部位上进行杵针操作，二号杵针的杵头端在面积较大的部位上施术。

4. **运转手法** 行杵时，杵针杵尾紧贴在施术部位的皮肤上，环形刮擦。以施术部位的皮肤泛起潮红为适度。

ER-5 运转手法

此法宜用一号杵针、三号杵针或四号杵针的圆弧端在施术面积较大的部位上进行操作。

5. **分理手法** 进行杵针操作时，杵身、杵头或者杵尾紧贴在施术部位的皮肤上面，分别向左、向右分推，为分法；分别向上、向下推退为理法。应以皮肤略微泛起潮红为度。

ER-6 分理手法

此法宜用一号杵针杵头在面积较大的部位上施术，如背部。

杵针疗法有没有补泻呢?

杵小爱:杵针疗法有没有补泻呢?

杵大师:当然是有补泻手法的。杵针补泻手法应以虚补实泻为原则。

1. 常用补泻手法

开阖补泻:杵针杵头于施术部位用力进杵、渐退提杵为补;减力进杵、迅速提杵为泻。

轻重补泻:以轻浅行杵为补;重深行杵为泻。

徐疾补泻:以快而轻为补,重而慢为泻法。

平补平泻:以行杵轻重快慢适中,开阖均匀者为平补平泻。

2. 行杵得气

行杵时一定要注意得气的情况:行杵后,受术者局部皮肤潮红,出现酸、麻、胀、重、温热等感觉,或伴有全身轻松、舒适、愉悦等状态。需要注意的是,实践过程中不应强求得气。

3. 施术后注意事项

施术后休息15~20分钟即可离开。自施术开始至结束,宜30分钟左右,总时长不宜超过1小时。

治疗后皮肤略有青紫或红肿等颜色变化,为正常反应。上述皮肤变化数天后可自行消失。施术者在治疗过程中应多与受术者沟通施术时的力度,随时观察皮肤比较薄弱的地方,以免擦破皮肤引起渗血。

杵小宝:谢谢杵大师为我们详细讲解了杵针疗法的具体操作和注意事项!小宝有个疑惑,杵针疗法是不是适用于所有人呢?

杵大师:以下人群不宜使用杵针疗法:

1. 饥饿、过饱、醉酒或无法配合者。

2. 孕妇、小儿囟门未合者。

3. 手术部位有感染、破损、疮疖、瘢痕、肿块者。

读者朋友们一定记住,杵针疗法虽然无创,易学,易操作,但不是适用于所有人！

杵小宝： 牢牢记住了，这个可千万不能搞错了。大家也一定记住了哦。

杵小爱： 原来杵针疗法这么易于掌握操作，而且工具易携带，操作环境也不受限制，简、廉、便。真是读者朋友们居家保健的好帮手！

讲讲常见病症的杵针疗法

失眠

杵大师：小宝，你今天怎么顶着两个大黑熊猫眼呀？昨晚上睡得不好吗？是不是失眠了？

杵小宝：大师，我昨晚翻来覆去怎么也睡不着，脑子里乱七八糟的。而且，这种情况已经有一段时间了，每天晚上都睡不着，白天又没精神，学习效率大大降低，我真的非常难受。

杵大师：是不是有什么烦心事让你心神不宁呀？

杵小宝：是啊。我一直在想，是不是因为最近我学习压力太大了，导致了我睡不着。

杵大师：嗯，这可能是一个原因。那你有没有尝试过放松自己呢？

杵小宝：有呀，我试过听轻音乐、泡热水澡、喝热牛奶、数绵羊等各种方法，可还是睡不着。

杵大师：不要急，有时候你越急越想睡着越睡不着。也不用太担心，失眠是日常生活中的常见问题。你知道为什么吗？

杵小宝：啊，为什么会常见呢？

杵大师：现在社会工作压力大，节奏快，很多人都处于思虑重，焦虑急躁的状态，还有很多人受生活习惯不好的影响，失眠的情况比较普遍。所以，我们首先要做的是，让身体放松下来。

杵小宝：我也想让自己放松下来，可就是控制不住自己啊。每天那么多的学习任务，还有工作上的压力，经常需要熬夜，有时候又要很早起床去出差，确实没办法让作息时间规律下来。

杵大师：现在大家确实都比较辛苦，很理解你们年轻人现在的压力。

杵小宝：谢谢大师关心！失眠除了上面的原因引起，大师能具体讲一下失眠这个病吗？

杵大师：好的，我今天就给你好好讲一下。

失眠是指尽管有充足的睡眠条件，仍持续出现睡眠启动困难、睡眠维持困难、睡眠质量下降，并伴有日间功能障碍的表现。在中医学中失眠又叫不寐，主要表现为睡眠时间、深度的不足。轻者入睡困难，或睡不踏实，一会儿睡一会儿醒，或者睡醒后不能再睡；严重的甚至彻夜睡不着。失眠多是由于饮食不节制，情绪出现异常波动，劳倦、思虑过度及病后、年迈体虚等因素，导致心神不安，魂不守舍。

杵小宝：哦，我大致明白了，那我这情况是不是就可以被诊断为失眠了？

杵大师：关于确诊为失眠呢，一般需要以下几个诊断依据：一是，出现轻度入睡困难或睡后易醒，醒后不能入睡，严重者彻夜难眠，连续 3 周以上。二是，伴有头痛、头昏、心悸、健忘、精神疲倦身体乏力、多梦等情况。三是，有饮食不节，情志失常，劳倦、思虑过度，病后体虚等病史。综合上述情况才能诊断是否为失眠。

你仅仅只是最近几天出现，还不能完全诊断为临床意义的失眠，但属于轻度失眠状态。

杵小宝：失眠确实挺难受的，严重的彻夜难眠就太恐怖了！那如何对失眠辨证分型呢？

杵大师：辨证分型是我们中医辨证论治的基础，我好好给你讲讲。失眠一般分为肝火扰心证、痰热扰心证、心脾两虚证、心肾不交证和心胆气虚证。各证型主要表现如下：

肝火扰心证：睡不着多梦，甚至彻夜不眠，急躁易怒，伴头晕脑胀，目赤耳鸣，口干而苦，不思饮食，便秘溲赤。

痰热扰心证：心烦睡不着，胸闷、胃部不适、恶心想吐，还伴随头重、眼睛晕眩。

心脾两虚证：入睡困难，多梦易醒，心悸、记忆力下降，精神疲惫，不想吃东西，伴随头晕目眩，脸色不好看，四肢无力，腹胀、大便稀溏。

心肾不交证：心情烦躁，难以入睡，心悸、多梦，伴随头晕、耳鸣，腰膝酸软，潮热盗汗，五心烦热，咽干少津，男子遗精，女子月经不调。

心胆气虚证：心烦、心悸、头晕、健忘、难以入睡，胆小、容易惊慌，遇事就惊恐，整天提心吊胆，伴随气短、自汗，疲倦乏力。

杵小宝：没想到一个小小的失眠还有那么多区别！

杵大师：当然了，中医博大精深！虽然失眠的证型很多，能够快速准确地辨证论治是中医的关键哟！

杵小宝：明白了。大师，那是不是可以用您之前教我的李氏杵针疗法对自己简单保健治疗一下呢？

杵大师：当然可以了，李氏杵针疗法兼具了推拿和针灸两种治疗方式的优点和效果，在治疗失眠方面是有特殊疗效的哟！

杵小宝：太好了，我最喜欢的就是推拿按摩了，经常去做呢！大师，快教教我如何利用李氏杵针缓解我的失眠吧。

杵大师：嗯，针对失眠，我今天再教教你如何利用李氏杵针疗法在家进行保健治疗。

步骤一 用五星三台杵五星那一头对百会八阵行点叩手法 21 次，以力度适中，不刺破皮肤为宜。

步骤二 用五星三台杵五星那一头在安眠、印堂、神门各做开阖手法，各 49 次。

步骤三 用奎星笔钝头在百会八阵做运转手法 140 次。

步骤四 用奎星笔在四神聪、照海、申脉各做开阖手法 210 次、运转手法 210 次。

步骤五 用七曜混元杵的杵头部在河车脑椎段做分理手法 70 次。操作上平补平泻即可。

杵小宝：大师，是不是根据辨证分型还需要配上其他穴位？

杵大师：小宝真聪明，已经会举一反三了。是的，上面提及的治疗所选部位适合所有证型。如果你不能辨证分型，按上面的治疗也是有一定效果的。如果你能准确知道自己的证型也可以按我下面讲的再增加操作。

肝火扰心证：可以在行间、侠溪用奎星笔箭头做开阖手法各 49 次。

痰热扰心证：可以在丰隆、内庭、曲池用奎星笔箭头做开阖手法各 49 次。

心脾两虚证：可以在心俞、脾俞、足三里用奎星笔箭头做开阖手法各 49 次。

心肾不交证：可以在太溪、水泉、心俞、脾俞用奎星笔箭头做开阖手法各 49 次。

心胆气虚证：可以在丘墟、内关、心俞用奎星笔箭头做开阖手法各 49 次。

以上就是针对辨证分型增加的穴位治疗。

杵小宝：感谢大师指导。我回去就在电脑上打印成表格，对照这些步骤一个个地来操作。还要请教大师的是，为什么要选取这些穴位呢？

杵大师：小宝呀，以后还要认真学习哟，我之前给你讲过好几次了。这是为师最后一次给你讲了哟！

杵小宝：好的好的，大师，这次我一定会好好记住这些宝贵的知识。

杵大师：哈哈……这就对了嘛，孺子可教也！

百会八阵位于巅顶属于督脉，可升清降浊、平肝潜阳、清利头目。河车脑椎段可以调理头部气血，疏通脑脉而安神。心藏神，神门为心经原穴；脑为元神之府，印堂可调理脑神，两穴相配可安神利眠。四神聪、安眠穴镇静安神。照海、申脉为八脉交会穴，分别与阴跷脉、阳跷脉相通。阴、阳跷脉主睡眠，若阳跷脉功能亢盛则失眠，故补阴泻阳使阴、阳跷脉功能协调，失眠自愈。根据辨证分型配穴可以调理相应脏腑。

杵小宝：谢谢大师的指导，让我受益匪浅。以后家里人或者周围亲戚朋友有失眠的我也会给他们分享李氏杵针保健治疗手段，让他们在家就可以先进行保健治疗，非常方便。

杵大师：对的，你回去了先保健治疗一下，以缓解失眠情况，你今晚也能睡个好觉了。

杵小宝：好的，那我速速回去保健治疗了。

第二天

杵小宝：大师，昨晚我按您指导的方法保健治疗了一次，终于睡了一个好觉。谢谢您，李氏杵针效果非常好，太好了。

杵大师：李氏杵针在保健治疗失眠方面是有一定疗效的。

杵小宝：哈哈……是的，咱们应该将李氏杵针进一步推广，以方便广大群众。

杵大师贴心提示

杵针治疗失眠效果较好，尤其在下午或者晚上进行治疗效果更好。老年人睡眠时间逐渐缩短而容易醒觉，如无明显症状，则属生理现象。

在治疗的同时，建议失眠者合理安排生活，坚持体育锻炼，开展正常文娱活动。由其他疾病引起的失眠应同时治疗其他疾病。

眩晕

杵大师：小宝，看你最近精神状态不太好，是怎么了？

杵小宝：是啊，大师。最近我父亲经常头晕目眩，连走路都变得困难了。

杵大师：唉，这可不好啊。你有没有带他去医院看看呢？

杵小宝：去了，医生诊断为眩晕，开了一些中药。但是医生说他年纪大了，眩晕是很难根治的。只能平时多注意保养和休息。

杵大师：那你要多关心一下你父亲的生活起居哟。

杵小宝：嗯，我有空的时候会帮他按摩、泡脚、洗衣服，等等。只是他时不时就头晕目眩，总是要去医院。我们家离医院还挺远的。大师，眩晕到底是个什么病呢？

杵大师：眩晕发病的时候确实挺痛苦的。我今天就给你讲一下这个病吧！眩晕在临床中是常见病，一般以目眩与头晕为主要表现。目眩是指眼花或者眼前发黑，头晕是指感觉自己或外界景物旋转。两种情况经常同时出现，所以称为眩晕。一般症状比较轻的时候闭上眼睛就消失了，有些严重的就像坐车船，旋转不定，不能站立，甚至还有恶心、呕吐、出汗等情况，更严重的甚至还有摔倒等情况。

杵小宝：呀，那得了眩晕确实还挺影响日常生活的。一般眩晕是什么原因导致的呢？

杵大师：眩晕最早见于《黄帝内经》，称之为“眩冒”“眩”。《黄帝内经》认为眩晕属肝所主，与髓海不足、血虚、邪中、气郁等多种因素有关。不过眩晕主要还是与感情抑郁、内心不快、不舒畅，老年人身体素质逐渐减弱，饮食没有节制，长期患有其他疾病，或过度劳累、意外跌倒、碰撞或坠落而导致的身体损伤以及风寒湿热等邪气侵入人体等有关。风、痰、瘀、虚导致头晕目眩、头痛、口苦或清阳之气不能上升至头面部，头部没有阳气润养而突发眩晕。

杵小宝：我父亲今年 70 岁了，年龄增加而身体素质逐渐减弱是不是导致他眩晕的原因呢？而且他平时性格急躁，经常喜欢和人吵架，回家不高兴就喝闷酒、生闷气。

杵大师：没想到老人家年龄那么大了还那么急躁，应该和他的年龄还有平时的情绪是有关系的。

杵小宝：随着年龄的增长确实会出现各种各样的问题，我也会多劝解一下我父亲，调节好情绪。

杵大师：是的，有时间多和他聊聊天，放松一下心情，适当培养一些平心静气的爱好，比如写写字、养养花。

杵小宝：好的，回去我就给他买一些写字的工具。杵大师，那眩晕的中医辨证分型应该如何思考呢？

杵大师：不错嘛，小宝还挺爱学习的嘛。那我就给你讲一下。眩晕一般分为肝阳上亢证、痰湿中阻证、瘀血阻窍证、气血亏虚证、肾精不足证。

肝阳上亢证：眩晕常伴随头部胀痛（尤其是太阳穴附近）、耳鸣如潮、急躁易怒。

痰湿中阻证：头重如蒙，或伴视物旋转，胸闷恶心，呕吐痰涎，食少多寐。

瘀血阻窍证：眩晕，头痛，且痛有定处，兼见健忘，失眠，心悸，精神不振，耳鸣耳聋，面唇紫暗。

气血亏虚证：眩晕动则加剧，劳累即发，面色白，神疲自汗，倦怠懒言，唇甲不华，发色不泽，心悸少寐，纳少腹胀。

肾精不足证：眩晕日久不愈，精神萎靡，腰酸膝软，少寐多梦，健忘，两目干涩，视力减退；或遗精滑泄，耳鸣齿摇；或颧红咽干，五心烦热。

杵小宝：在这几种证型中，是不是有共同的表现，比如眩晕，也有因证型不同而有不同的症状。我们以此来辨证。

杵大师：是的，辨证论治是中医临床治疗的核心。今天教了那么多，那回去后是不是可以根据你父亲的一些症状表现去辨证论治了呀！把我之前教你的李氏杵针疗法学以致用吧。

杵小宝：好的好的，李氏杵针疗法对眩晕也有效果。不过呢……我由于工作学习非常忙很多时候都不能待在家里面，所以不能经常给他治疗，好可惜呀。

杵大师：小宝同学，你可以教会他操作杵针自我进行保健呀。

杵小宝：那你能不能传授我一个比较适合大多数人的杵针治疗眩晕的基本治疗方法呢？

杵大师：我给你总结一下治疗眩晕的杵针基本治疗方法吧。

步骤一 用五星三台杵五星的那一头对百会八阵、命门八阵、至阳八阵行点叩手法各21次，以力度适中，不破皮肤为宜。

步骤二 用奎星笔笔尖的那一头在风池、内关、太冲各做开阖手法各49次。

步骤三 命门八阵和至阳八阵以七曜混元杵钝头做运转手法140次。

步骤四 在肝俞、肾俞、太冲、三阴交、足三里、行间用奎星笔钝头做开阖手法210次、运转手法210次。

步骤五 以七曜混元杵的杵头部于河车路大椎至长强段做分理手法70次。操作上平补平泻即可。

杵小宝：感谢大师指导，回去我就教我父亲对照着来操作。还要请教大师的是，如果我父亲问起为什么要选取这些穴位，我该如何回答呢？

杵大师：书到用时方恨少了吧。我来给你讲讲。

百会八阵穴位于巅顶属于督脉，可升清降浊、平肝潜阳、清利头目；至阳八阵、河车路大椎至长强段、足三里、三阴交能健脾和胃，运化水谷，生精化血，以资生化之源。命门八阵补肾气，益肾精，以充脑髓。风池为胆经之穴，与肝经之行间、太冲相配，以清肝胆之上亢阳气，是急则治其标之法。肝俞、肾俞滋补肝肾、养血益精、培元固本以治本。另，风池用平补平泻法可疏调头部气血，百会用补法可升提气血，二穴配合以充养脑髓而缓急治标。这下明白了吧。

杵小宝：学到了！以后一定要跟着大师好好学习杵针治疗的相关知识。

杵大师：学到就好，赶快回去好好给你父亲进行杵针保健治疗，尽快缓解眩晕症状，你也能放心踏实地学习工作。

杵小宝：好的，杵大师再见。

几天后……

杵小宝：大师，按照您所教授李氏杵针的保健治疗方法，回去后先给我父亲讲解了一遍，给他操作了一次，后面他自己又做了几次。现在，眩晕虽然还时有发生，但比之前有明显好转，眩晕的程度在减轻，两次眩晕间隔时间也有所延长。

杵大师：那就好，杵针兼具针灸和按摩的功效，是一种可以进行自我保健的选择。

杵小宝：谢谢杵大师，以后我也会将李氏杵针疗法介绍给更多的人，守护更多人的健康。

杵大师贴心提示

内科疾患所引起的眩晕，大多无真正旋转感，有原发疾病的证候表现可帮助鉴别，如贫血、高血压、神经衰弱等。内耳性眩晕，眩晕呈阵发性，有严重的出现外景旋转或自身摇晃感强不能坐立，体位改变时加重，伴有耳鸣、听力减退及眼球震颤等。

眩晕患者平时应保持安静，避免噪声刺激。痰湿重者，应少食或禁食肥甘生痰之品。眩晕发作期间应进食清淡。

如有长期使用链霉素、新霉素、卡那霉素等，考虑药物中毒引起的眩晕，临床表现往往以失听、耳鸣为主。需要注意的是，若听神经损害严重，杵针疗效多不显著。

头痛

杵小宝轻轻地推开诊室门,脸上挂着一抹不安的表情。他走进诊室,迈着沉重的步伐。

杵大师:小宝,你来了。怎么了?是不是头痛又犯了?

杵小宝:大师,我这几天头痛得厉害,简直难以忍受。我尝试了很多方法,但效果都不太好。

杵大师:你能详细描述一下头痛的感觉吗?是什么时候开始的?有没有其他的不适症状?

杵小宝:这次头痛就像是有一把钝钝的刀子在我的脑袋里刺来刺去,特别是在额头和太阳穴处,疼得我都无法集中注意力。有时候还会伴随着头晕、恶心,甚至出现视觉模糊。

杵小宝:大师,你能帮我分析一下到底是怎么回事吗?我真的很难受。

杵大师:从现代医学的角度,头痛是一种常见症状。根据头痛的特点和伴随症状,我们还可以将头痛分为不同类型。例如,根据头痛的严重程度和频率,可以分为周期性头痛和非周期性头痛;根据伴随症状,可以分为原发性头痛和继发性头痛。原发性头痛是指独立存在的头痛,如偏头痛和紧张性头痛。偏头痛通常伴随着搏动性的剧痛,常位于头部的一侧,并可能伴随恶心、呕吐等症状。而紧张性头痛则常常表现为头部双侧持续性的钝痛,可能由压力和焦虑等因素引起。另外,还有一些继发性头痛。这种头痛是由其他疾病引起的,比如颅内占位性病变、脑血管疾病、感染等。在这些情况下,头痛可能是疾病的一个早期表现,需要及时诊断和治疗。

杵大师:因此,对于头痛患者,我们需要综合考虑症状、病史和体征,进行全面的评估和治疗。根据你头痛的特点及伴随症状:刺痛、头晕、恶心,这些可能代表了不同的病理变化。

杵小宝:有时候我感觉头痛是集中在额头和太阳穴,疼得难以忍受。而且,我还经常觉得恶心,有时候甚至有些眩晕。

杵大师：小宝，你的头痛是已经持续了一段时间了吗？

杵小宝：是的，大师，大概有一个星期了，特别是在早上起床的时候，头痛的感觉更为明显。

杵大师：从中医角度讲，痰浊阻遏、瘀血阻痹等都会引起头痛。痰浊阻遏可能导致头痛如裹，伴随着头晕、呕吐痰涎等症状。其次，瘀血阻痹也可能引起头痛如刺，痛处固定，与头部外伤史也有一定关系。

杵小宝：痰浊阻遏、瘀血阻痹……这些听起来很复杂。这都是什么意思？

杵大师：痰浊阻遏是指体内湿气过重，痰浊聚积，导致气血运行不畅，经络受阻而引起头痛等症状。而瘀血阻痹则是指体内血液凝滞，形成瘀血，堵塞了经络，导致头部局部缺血缺氧，出现头痛症状。

杵小宝：那还有其他的原因吗？

杵大师：当然还有。比如，肝阳上亢也可能导致头角掣痛，伴随着心烦易怒、口苦等症状。这些都是头痛的常见病因。

杵小宝：肝阳上亢？这是什么意思呢？

杵大师：肝阳上亢，简单来说，就是指肝脏内阳气过盛，表现为情绪波动大，易怒烦躁，口苦等症状。肝阳上亢也是中医常见的病理变化之一，通常与情绪不稳定、生活作息不规律等因素有关。

杵小宝：原来如此，原来头痛会有这么多种原因。看来我真的需要好好调理一下了。

杵大师：没错，头痛虽然常见，但背后的原因却是多种多样的。只有找到具体的病因，才能针对性地进行调理。接下来，我们可以通过杵针、针灸和中药调理来帮助你缓解症状，恢复健康。

杵大师：对于肝阳上亢导致的头痛，我们通常会采用杵针进行治疗。比如，我们会重点调理百会八阵、风府八阵等穴位，以疏通经络、平肝降逆、通络止痛。

杵小宝：如果是痰浊阻遏引起的头痛呢？

杵大师：如果表现为头额疼痛，伴随着昏蒙如裹、胸脘痞闷等，则是痰浊阻遏所致。在治疗上，我们会以化痰降浊、行气活血为主要方法。通过调理相应的穴位，如百会八阵、风府八阵及头部河车路等，来达到清理痰浊、舒畅气机的效果。

杵大师：对于瘀血阻痹型头痛，我们会选择一些具有活血化瘀作用的穴位进行杵针、针灸或按摩，比如，曲池、合谷、太阳等。通过刺激这些穴位来促进局部血液循环、缓解头部疼痛。

杵小宝：原来杵针还可以这样治疗头痛啊，听起来挺神奇的。

杵大师：杵针是具有针和推拿两种治疗效果，是不用刺破皮肤，无创无感染风险的治疗手段。除了杵针，中医还有许多其他治疗头痛的方法，比如针灸、中药、推拿按摩、穴位贴敷等。这些方法各有特点，可以根据病情和个体差异来选择。

杵小宝：杵针是怎么治疗头痛的呢？

杵大师：我来给讲讲。

步骤一 用奎星笔的杵尖在百会八阵、大椎八阵、风府八阵行开阖或点叩手法49次。

步骤二 用五星三台杵五星那头的杵尖在河车路脑户至大椎段行点叩手法21次。

步骤三 用七曜混元杵的杵尖在河车路脑户至大椎段行分理手法14次。

步骤四 用金刚杵的钝头在河车路脑户至大椎段行运转手法35次。

步骤五 最后用奎星笔的杵尖在曲池、太阳、合谷这几个穴位分别行开阖手法70次。

小宝，你根据我说的杵针处方用平补平泻的手法治疗一周，症状就会慢慢缓解的。除了中药和针灸，推拿按摩也是一种常见的中医疗法，可以通过按摩头部和颈部穴位来促进血液循环、缓解头痛的症状。

杵小宝：我愿意尝试各种治疗方法，只要能够有效缓解头痛。

杵大师：很好，只要你坚持治疗，相信很快就能够见到效果的。同时，你也要注意调整生活作息，保持心情愉快。这对于缓解头痛也是非常重要的。”

杵小宝不禁再次感叹中医的神奇。他深深地体会到了杵针治疗头痛的独特魅力，决定在接下来的治疗过程中，积极配合医生，尽早摆脱头痛的困扰。

面瘫

杵大师：杵小宝，你今天怎么愁眉苦脸的，是不是遇到了什么难题？

杵小宝：大师，我有个朋友，今天早起突然发现他的脸歪了，面部表情僵硬，吃东西都变得困难，甚至连眼睛都无法完全闭合。他平时身体挺好的，也没受过什么伤，怎么一觉醒来就变成这样了呢？

杵大师：根据描述的症状，你朋友应该是面瘫了。面瘫在现代医学被称为周围性面神经麻痹，是一种急性起病的单侧面部神经功能障碍。患者常常在醒来时发现自己的面部肌肉无法正常活动，如眼睑无法闭合、唇沟变浅、口角下垂、鼓腮漏气、不能吹口哨等。这个病在任何年龄段都有可能发生，而且发病急，多见于一侧面部。它的出现常与劳累过度、正气不足、风寒或风热乘虚而入有关。

杵小宝：啊！怎么会这么突然，昨天他还好好的！

杵大师：面瘫现在是一个比较常见的疾病，与现代人的生活方式有关。人们贪凉，过度依赖空调，又不爱运动，导致身体抵抗力下降，就容易出现面瘫这种情况。人体头面部经络丰富，长时间对着风扇、空调直吹，会对面部经络造成不良影响。轻者可能会引发面瘫，严重者甚至会出现中风偏瘫等症状。

杵小宝：只是吹个风，也会有那么严重的后果啊？夏天不开风扇和空调怎么过得去呀？晚上根本睡不着。

杵大师：不要小看“风”的影响。在中医学里，“风为百病之长”，是有道理的。你朋友的情况很可能是感受外风所导致的。不过你也别太担心，只要避免风扇或空调直接对着人吹就可以了。夏天虽然炎热，但也要注意适度降温，不要贪凉。

杵小宝：大师，我朋友的面瘫还能恢复吗？他还那么年轻，我不想他因此影响未来的生活。

杵大师：别担心，杵小宝，面瘫并不是不可逆转的。及时就医，适当治疗还是会康复的。面瘫的治疗，包括药物治疗、物理治疗以及生活方式的调整，是一种综合方法。你朋友还年轻，身体的恢复能力相对较强，只要他积极配合治疗与康复，保持良好的心态和生活习惯，我相信，很快就能恢复过来的。我会针对你朋友的具体情况，给他开中药处方，帮助调和气血，疏经活络。同时，我还会教一些自我操作和面部运动的方法，通过物理方式刺激面部神经和肌肉，促进面部功能的恢复。

当然，在恢复过程中，保持良好的生活习惯也非常重要。要避免再次受到风寒的侵袭，尤其是在天气变化大的时候，要注意保暖，避免面部直接吹到风。此外，保证充足的睡眠，避免熬夜和过度劳累，也是帮助身体恢复的重要因素。

杵小宝：大师，在家自我康复治疗的具体方法有哪些呢？

杵大师：你可以用杵针帮助朋友进行康复治疗。杵针疗法对于面瘫的恢复效果很好。

杵小宝：杵针这么好用，大师快教教我。这样，我就可以在家帮我朋友进行康复治疗了。

杵大师：不急不急，首先，我们还是需要辨证论治，明确你朋友的面瘫是属于风寒证还是风热证。

杵小宝：嘿嘿，一时有点激动，不好意思啦。

杵大师：风寒证多有面部受凉史，比如迎风睡眠、电风扇对着一侧面部吹风过久等，但一般无外感表证。而风热证则往往会继发于感冒发热、中耳炎、牙龈肿痛之后，伴有耳内乳突轻微作痛。因此，在治疗前要先明确这一点。

在治疗面瘫时，我们通常会选择以下几个重要的穴位：太冲、地仓、颊车和合谷。此外，还有杵针特殊穴位，如风府八阵以及河车路上的印脑段和脑椎段。这些穴位都位于面部周围，与面部神经的功能密切相关。

杵小宝：大师，为什么我们要选取这些穴位呢？

杵大师：面瘫是由于风热或风寒侵袭面部经络所导致的。我们所选取的风府八阵和河车路这些部位，它们有疏散风邪、驱寒通络、清热调气的作用。而颊车和地仓同属阳明经，可以调理阳明之经气。合谷和太冲则是循经远部取穴，合谷对于治疗头面部疾病特别有效，而太冲则对于治疗口唇㖞斜最为有效。

杵小宝：大师，我知道了穴位，但不知道怎么操作，您快教教我。

杵大师：好，我来讲一讲具体操作方法。

步骤一　用七曜混元杵的杵尖在河车路上的印脑段和脑椎段行分理手法，70 次。

步骤二　用五星三台杵的五星的那一头对风府八阵进行点叩手法，21 次。注意力度要适中，不要刺破皮肤。

步骤三　使用奎星笔在颊车、地仓、合谷、太冲这些穴位上进行开阖手法和运转手法，直到皮肤出现潮红为止。注意手法不可过重。

步骤四　在患侧行分理手法，70 次。

我们要根据患者的具体情况采用不同的手法。一般来说，可以使用轻刺激、平补平泻或者补法，以促进气血流通和神经功能的恢复。一定要根据患者的感受和反应来调整手法。

小宝，回家后先确定好穴位位置，再按照我刚才教你的方法进行操作。切记要循序渐进，不要急于求成。如果你朋友感觉有任何不适，要立即停止操作并寻求专业医生的帮助。

杵小宝：学习到了，谢谢杵大师。那杵针疗法治疗面瘫的原理是什么呢？

杵大师：从中医的角度来看，面瘫病位在面部，与少阳、阳明经筋紧密相关。其基本病机可以归结为经气痹阻和经筋功能失调。杵针疗法通过精确地刺激相关穴位，能够起到疏散风邪、驱寒通络、清热调气的作用。通过特定的手法操作，杵针疗法还能有效地促进局部血液循环，减轻炎症反应，从而缓解面部神经的压迫和刺激，帮助神经功能恢复。这就是杵针疗法在治疗面瘫上能够取得显著效果的原因。

杵小宝：今天又学了一招，谢谢大师。除了这些，还有其他的注意事项吗？

杵大师：面瘫患者在日常生活中，确实需要注意日常调护。第一，保持良好的心态，这是非常重要的。过度的紧张和焦虑不仅无助于恢复，还可能加重病情。因此，患者应学会放松，保持积极乐观的态度。第二，保暖工作得做足，避免受凉和感冒。寒冷的环境会对面瘫的恢复产生不良影响。

第三，在饮食方面，患者应避免摄入辛辣、油腻的食物，多吃新鲜蔬菜和水果，有助于身体的恢复。第四，保持充足的睡眠也是至关重要的，尽量避免熬夜，以确保身体得到充分的休息和恢复。第五，患者还可以在医生的指导下进行适当的面部肌肉锻炼，如微笑、吹气、鼓腮等。这些锻炼不仅有助于恢复面部神经功能，还能增强面部肌肉的灵活性。

记住，恢复需要时间，不要心急。祝你们一切顺利，祝他早日康复。

杵小宝：谢谢大师，我会牢记您的教诲。

中风后遗症

杵大师：小宝，今天怎么这么早过来，平时可没见你那么主动来学习啊。

杵小宝：哎呀，大师，我奶奶现在一侧身体已经动不了了，也不能正常说话，现在她的活动受限只能在床上躺着，生活不能自理了，这可怎么办呀？

杵大师：怎么了？是出了什么事故？

杵小宝：没有出事故，她睡了一觉起来上厕所的时候就觉得一侧身体发麻，我们都没太在意，但后来说话也不利索了，病情逐渐加重了，现在就整个一侧身体已经动不了，也不能正常交流。

杵大师：那你奶奶有没有什么基础疾病？之前有出现类似的情况吗？有没有及时送去就医呢？

杵小宝：我们当时就吓到了，因为奶奶有高脂血症、高血压，所以立马就送去医院了。奶奶突然就身体动不了，话说不了，真的很担心。

杵大师：你奶奶可能是中风了。

杵小宝：中风？

杵大师：中风也被称为“脑卒中”“脑梗死”，是一种常见的急性疾病，以突然昏仆，不省人事，半身不遂，或神志稍昧、口眼㖞斜、语言不利等为主症。患者大都为中老年人。

杵小宝：对的，对的，急诊老师也说我奶奶是脑梗死，已经渡过危险期。这次发病可能跟她的基础疾病有关系。

杵大师：脑卒中的病因比较复杂。颅内、外动脉的狭窄和闭塞、血流动力学因素、血液学因素、炎症、感染、红斑狼疮、结节性大动脉炎、风湿性关节炎都可能促发脑梗死。日常生活中如有高血压、高脂血症或脑血管疾病病史，注意遵医嘱做好病情监测，如有异常情况，应积极就医。你奶奶现在情况怎么样了？

杵小宝：我奶奶现在人还是比较清醒的，已经完善了检查，也进行了药物治疗。她现在主要症状是肢体活动不利。杵大师，我奶奶的肢体活动不利，可以治好吗？

杵大师：中风虽然比较凶险，但渡过危险期，并积极进行康复治疗，肢体功能会好转的。

杵小宝：大师，中医是怎么认识中风发病的？

杵大师：中风的发生，历代医家立论不尽相同。综合前人对本病的论述，认为主要以风、火、痰、虚四者为患，病变涉及心、肝、脾、肾等。人至中年由壮渐老，或因房事不节，劳累太过，肾阴不足，肝阳偏亢；或因体质肥胖、恣食肥甘，湿盛生痰，痰郁生热；或兼忧思、恼怒、嗜酒等诱因，均可导致脏腑经络功能失调，阴阳偏颇，气血逆乱，从而发生中风。

中风，临床分为中经络、中脏腑两类。若肝风内动，痰浊瘀血阻滞经络，病位较浅，病情较轻，则仅见肢体麻木不仁，口㖞语涩等经络症状，称为中经络。若属风阳暴升，与痰火相夹，迫使血升气亢并走于上，阴阳平衡严重失调，痰热蒙蔽心窍，病位较深，病情较重，则呈现肢体瘫痪，神昏，失语等脏腑症候，称为中脏腑。中经络者，如反复发作，病情由轻转重，亦可出现中脏腑证候。中脏腑者，即使救活脱险，病情由重转轻，亦多后遗经络症候。有中风后遗症者，应指导患者进行功能锻炼和语言练习。凡老年形盛气虚，或肝阳上逆，自觉头晕指麻，偶有言语謇涩者，可能是中风先兆。

杵大师：在了解中风的致病因素后，最重要的是对中风进行辨证分型。

杵小宝：中风的中经络、中脏腑是不是已经分型了？

杵大师：中经络、中脏腑只是分类，不是辨证分型哟。

杵小宝：大师，这个怎么说呢？

杵大师：我们先来看中风先兆。中风多因气血上逆为病，故有眩晕、心悸、肢麻、手足乏力、舌强等先兆症状。如果病在经络，未及脏腑，或脏腑功能渐渐恢复，而经络气血仍然阻滞，则症见半身不遂，肌肤不仁，舌强言謇，口角㖞斜等症状，这是中经络。如果患者病势急重，症见突然昏仆，不省人事，并见半身不遂，舌强失语，口角㖞斜，流涎等症状，这是中脏腑。根据病因病机的不同，又可分为闭证和脱证两类。若是多因气火冲逆，血菀于上，肝风鸱张，痰浊壅盛，症见神识昏昧，牙关紧闭，两手握固，面赤气粗，喉中痰鸣，二便闭塞，则是闭证；若是由于真气衰微，元阳暴脱，症见目合口张，手撒尿遗，鼻鼾息微，四肢逆冷，脉微欲绝，汗出如油等，则是脱证。脱证多为真阳外越之危候，最为难治。

杵小宝：那岂不是很危险！我们一定要重视饮食起居才行。一旦发现征兆，尽早就医。

杵大师：是的。中风的病情变化多样，患者梗死的部位及严重程度不同，病情的发展也不同。

杵小宝：那中风应该怎么治疗呢？杵针可以吗？

杵大师：当然，好好听着。

第一，中风中经络，治宜通经活络。杵针穴位可选择百会八阵、神道八阵。河车路大椎至长强段。半身不遂在上肢者加肩髃、曲池、合谷、外关；在下肢者加环跳、阳陵泉、足三里、解溪、昆仑；肘部拘挛者加曲池、曲泽；腕部拘挛加大陵；膝部拘挛加曲泉；踝部拘挛加太溪；手指拘挛加八邪；足趾拘挛加八风；语言謇涩加廉泉、通里；口眼㖞斜者加地仓、颊车。操作手法：杵针用平补平泻法。

第二，中风中脏腑闭证，治宜醒脑、启闭、开窍、清热、息风、豁痰。杵针穴位可选择百会八阵、神道八阵。河车路大椎至命门段。人中、十二井穴、太冲、丰隆、劳宫。操作手法：杵针用泻法，井穴刺血。牙关紧闭者配颊车、合谷；语言不利者配哑门、廉泉；神志渐醒者，去十二井穴、人中，以免损伤气血。

第三，中风中脏腑脱证，治宜温阳益气，回阳固脱。杵针穴位可选择百会八阵、神道八阵，河车路大椎至命门段，关元、神阙、气海。操作手法：杵针用补法，并可加大艾灸法。虚汗不尽加阴郄；小便失禁加三阴交、足三里。

杵小宝：选择这些穴位有什么具体的意义呢？

杵大师：中经络属于风邪多犯阳经，阳主动，肢体运动障碍，其病在阳，故取督脉腧穴、百会八阵、神道八阵、河车路以行气活血、疏通经络。

中风中脏腑闭证乃由肝阳鸱张，气血逆乱，夹痰浊瘀血蒙蔽清窍，故取百会八阵、河车路以清热泻火，平肝息风，豁痰开窍。取十二井穴刺血、人中以醒脑开窍，泄热开窍。此乃《黄帝内经》“血实宜决之”之意。肝脉上达巅顶,泻太冲可降肝经逆气,以平肝息风。丰隆为足阳明胃经之别络穴,取之以调理脾胃气机,温化痰饮。心与心包络同治,取荥穴劳宫泄热开闭。

中风中脏腑脱证选取百会八阵、神道八阵、河车路以温补阳气,醒脑开窍。阴阳互根,元阳外脱,必从阴救阳。关元为任脉与足三阴经之交会穴,乃三焦元气所出,联系命门,是阴中之阳穴;气海为人体先天元气聚会之处,为生气之海,有扶阳益气,以救脱逆的作用;神阙位于脐中,为生命之根蒂,为真气所系,故用大艾灸,以回垂绝之阳。记住了吗?

杵小宝:记住了,大师,如雷贯耳,铭记于心。

杵小宝:这么看,我奶奶应该是中风后遗症——半身不遂。治法可以选择通经活络,平肝潜阳,疗瘫起痹。我们可以选择穴位处方:百会八阵,神道八阵,河车路大椎至命门段。局部取太冲、丰隆、足三里、三阴交、合谷、曲池、劳宫。杵大师,还是想问问我们应该怎样具体进行杵针操作呢?

杵大师:非常好。杵针操作我给你演示一遍,你好好看着。

步骤一 用奎星笔的杵尖在百会八阵做开阖手法21次,用金刚杵的杵尖在神道八阵行开阖手法70次。

步骤二 用五星三台杵的杵尖在百会八阵、神道八阵及河车路大椎至命门段行点叩手法21次。

步骤三 用七曜混元杵的杵尖在河车路大椎至命门段行分理手法70次。

步骤四 用奎星笔的杵柄在百会八阵行运转手法,用金刚杵的杵柄在神道八阵及河车路大椎至命门段行运转手法140次。

步骤五 用奎星笔的杵尖在太冲、丰隆、足三里、三阴交、合谷、曲池、劳宫行运转手法、开阖手法各210次。

每日1次,连续做14次。操作上平补平泻即可。

杵小宝:选择这些部位的最终目的是起到通经活络,活血化瘀、平肝潜阳的作用吧?有没有进一步的含义呢?

杵大师:百会八阵配神道八阵有平肝潜阳之功,河车路大椎至命门段有调节肝、脾、肾之功能,配以太冲、丰隆、足三里、三阴交、合谷、曲池、劳宫能理气化痰,滋阴潜阳,平肝息风(滋水涵木),疏经通络。再用杵针梳理上、下肢手足三阴三阳经循行部位,有疏经通络,促进肢体功能恢复之作用。

杵小宝：记住了，杵大师，你简直是我的偶像。

杵大师：少贫嘴了，赶紧用杵针为你奶奶进行康复治疗吧！也可以教会家人哦！

杵小宝：得嘞，我去了。

杵大师贴心提示

我们可以运用李氏杵针疗法治疗中风，亦可用杵针对风市、足三里、百会八阵进行日常保健以预防中风。日常生活中可以通过合理饮食及调整生活方式，如限制膳食中的盐含量、多食新鲜水果蔬菜、有规律地进行身体锻炼、避免过量饮酒、减少吸烟等以降低罹患心血管疾病的风险。此外，还需要对糖尿病、高血压和高脂血症采取药物治疗，以减少心血管疾病危险并预防脑卒中。

控制血压对预防脑卒中效果显著。对病情稳定的脑卒中患者，仍需要长期坚持服用降压药物。

便秘

杵大师：小宝啊，你今天怎么一脸苦大仇深的样子，是不是又遇到什么难题了？

杵小宝：大师，您真是慧眼如炬啊！前几天跟老师学习“便秘”的杵针治疗方法，知识点多得真是令人头大呀！

杵大师：哦？便秘可是个常见的临床问题，相关知识点确实比较多。

杵小宝：大师，您快教教我吧！给我讲讲怎样为便秘的患者进行杵针治疗。

杵大师：首先问你一个问题，知道什么是便秘吗？

杵小宝：这个问题我当然知道！便秘就是大便秘结不通，一般会有排便时间延长，或虽然不延长但排便困难又费力。中医常称之为大便难、后不利、阳结等。

杵大师：不错呀，看来你是认真学习了的。

杵小宝：我学习可认真了呢，不信你继续考我！

杵大师：那我得好好考考你了。你知道便秘的中医病因病机是什么吗？

杵小宝：病因病机？难道是吃辣吃多了？还是我瓜子嗑多了？感觉这个问题太复杂了，一下还回答不上来，嘿嘿！

杵大师：一看就没有认真学习！吃辣和嗑瓜子只是病因病机的一小部分，听我细细给你道来。常见的便秘分为实秘和虚秘。实秘病因病机可以总结为患者平素身体阳气过盛，又喜欢吃辛辣肥甘厚味，导致肠胃积热；或因为邪热内燔，津液受灼，肠燥腑气不通；又或者因为情志不畅，气机郁滞，津不敷布，肠腑传导失常而致便秘。而虚秘的病因病机就恰恰相反，便秘偏虚者，多是因为病后、产后气血没有完全恢复，或年迈体弱，气血亏耗，气虚则传运无力，血虚则肠失润下，或下焦阳气不充，阴寒凝结，肠道腑气受阻导致便秘。

杵小宝：原来便秘还有这么多情况，那我得好好琢磨琢磨。

杵大师：哈哈哈哈，小宝啊，你既然这么有心，我就再给你讲讲实秘和虚秘这两种便秘的不同表现吧！

杵小宝：好啊好啊，我正想问这个问题呢！

杵大师：实秘的患者常常会出现便次减少，经常三五天一次或更长时间，而且大便燥结难下。如患者属热邪壅结则表现为身热，烦渴，口臭喜冷，舌苔黄糙；属气机郁滞者，则表现为胁腹胀满疼痛，时不时嗳气，饮食减少。

虚秘就更好区别了。虚秘的患者一般会出现“虚证”的临床表现，除了排便困难以外，还会出现面色爪甲㿠白无华，头晕心悸，神疲气怯，舌淡苔白，脉象虚细等。如果患者属阴寒凝结，则见腹中冷痛，喜热畏寒，脉沉迟，舌质淡苔白润等。

杵小宝：大师呀，这两种便秘又应该怎样用杵针来进行治疗呢？

杵大师：杵针治疗便秘是一件很有趣的事，那我就给你讲一些案例来帮助你学习！

杵小宝：好啊，这样我就能更好地理解了。

杵大师：有一位小伙子，因为工作压力大，经常加班熬夜，导致大便干燥难解，口臭烦渴。我一看就知道他是热邪壅结导致的实秘。于是，我选取了河车路命门至长强段、命门八阵、腰阳关八阵、天枢、支沟、上巨虚、承山等穴位，同样用金刚杵、奎星笔和五星三台杵对这些穴位和河车路进行点叩和开阖，每个穴位至少 70 次，然后用七曜混元杵对这些穴位和河车路进行分理，每个穴位至少 21 次。用泻法进行杵针治疗。同时，我也告诉他要注意休息和饮食，避免过度劳累。没过多久，他的症状就得到了缓解。

杵小宝：大师，那您是不是也遇到过虚秘的患者呢？

杵大师：当然！有一位中年妇女，长期便秘，三五天才排便一次，而且大便干燥难解。面诊时，她面色无华，自述头晕心悸，再看舌苔，很明显的淡白舌，一看就是气血虚弱导致的虚秘。我给她治疗时，选取了河车路至阳至长强段、命门八阵、腰阳关八阵、关元八阵、足三里和三阴交这些穴位。用金刚杵、奎星笔和五星三台杵对这些穴位和河车路进行点叩和开阖，每个穴位至少 70 次，然后用七曜混元杵对这些穴位和河车路进行分理，每个穴位至少 21 次,用补法进行杵针治疗。同时,我也叮嘱她要多吃蔬菜、水果,改变偏食习惯,并适当进行体育锻炼。经过一段时间的治疗,她的便秘症状得到了明显改善。

杵小宝:原来治疗便秘还有这么多讲究啊。

杵大师:没错,中医讲究辨证论治,针对不同的病因病机采取不同的治疗方法。只有这样,才能真正做到治病求本。你有没有发现杵针治疗便秘其实非常简单?

杵小宝:为什么我们要选这些穴位进行治疗呢?

杵大师:治疗实秘所选用的命门八阵、腰阳关八阵、河车路可以调理脾胃,疏通腑气,再配以大肠经之下合穴上巨虚,其疏通腑气之力更强,腑气通则大肠之传导功能自可复常。支沟宣通三焦气机,三焦气顺,则腑气通调。天枢、承山调理大肠之气,大肠气调,则大便自能通畅。治疗虚秘所选取的命门八阵、腰阳关八阵、河车路可以调补气血,气血充、阴阳调,则便秘自可消失。足三里、关元八阵、三阴交调补气血,健运脾胃,通调大肠之气。脾胃运化正常,腑气通调,大便自可通畅。

在杵大师的悉心指导下,杵小宝不断学习和进步着。他不仅熟练掌握了杵针治疗便秘的方法,还逐渐领悟了中医的精髓和奥妙。

高血压

杵大师：怎么了，小宝，怎么看着你不开心呢？

杵小宝：大师，今天我调皮惹爷爷生气了，他就觉得不舒服，而且我爷爷最近总是觉得头晕，有时候还头痛。

杵大师：除了头晕头痛，还有其他表现没有呢？

杵小宝：平常都没有什么其他的症状。就跟我生气了，或者很激动的时候会觉得头晕眼花，偶尔也会有一点疲倦犯困，或者出现情绪不安。

杵大师：那你爷爷有没有去看看医生？

杵小宝：去看了，就在家附近诊所。医生给他量了一下血压，说可能是因为高血压引起的。

杵大师：那测得的血压是多少？

杵小宝：医生测得的血压是 173/92mmHg。杵大师，我爷爷这血压很高吧？

杵大师：小宝，你爷爷血压还是比较高的，但是我们一次血压高，不能判定就是高血压。

杵小宝：那怎么判定是高血压呢？

杵大师：小宝，高血压也可以称为血压升高，是血液在流动时对血管壁造成的压力值持续高于正常的现象。

杵小宝：所以，爷爷要持续测量血压，如果都是很高的值才能诊断，对吗？

杵大师：是的，小宝，高血压的诊断，是有一定标准的。根据《中国高血压临床实践指南》(2022 版)，目前成人高血压的诊断标准是收缩压 ≥ 130mmHg 和 / 或舒张压 ≥ 80mmHg，可以动态测量后诊断。《指南》推荐将中国成人高血压患者按血压水平分为 1 级和 2 级。收缩压 130~139mmHg 和 / 或舒张压 80~89mmHg 为 1 级高血压；收缩压≥ 140mmHg 和 / 或舒张压≥ 90mmHg 为 2 级高血压。此外，还可分为单纯收缩期高血压和单纯舒张期高血压。

杵小宝：那我明白了，我爷爷要动态监测血压，如果收缩压≥ 130mmHg 和 / 或舒张压≥ 80mmHg 持续出现升高，就可以诊断为高血压了。那高血压是由于什么原因导致的呢？

杵大师：目前，高血压的发病病因是全世界科学家都在不断探索的难题，大部分高血压患者的病因至今仍未明确。就目前高血压患者中，约 5% 是由于某些明确的疾病或病因引起血压升高，被称为继发性高血压。这类高血压可通过治疗导致血压升高的疾病而得到根治或改善。

杵小宝：杵大师，那高血压有诱发因素吧？

杵大师：目前，虽然高血压发病原因不明确，但还是有很多危险因素的，包括遗传因素、年龄及不良生活方式等多方面，其中约 70%~80% 的高血压发生与不健康的生活方式有关。随着高血压危险因素聚集，高血压患病风险就会增大。

杵小宝：那高血压多在哪些人群中出现呢？

杵大师：高血压并不只是在老年人群中出现，按患病群体不同，可分为儿童与青少年高血压、妊娠高血压、中青年高血压和老年高血压。你爷爷胖吗？吃东西咸不咸？脾气好不好？喜不喜欢饮酒？或者有没有其他基础病呢？

杵小宝：大师，我爷爷不是很胖，但是喜欢喝酒，容易生气，目前没有听到他说有其他疾病。

杵大师：长期饮酒、情绪激动等都是诱发因素，建议及早干预，及时进行药物治疗，排查基础疾病。长期血压高可能引起很多其他并发症，比如脑卒中、视物模糊、心肌梗死、肾功能损害等。所以，建议爷爷监测血压，发现持续升高需要及时就医，坚持口服降压药物。

杵小宝：谢谢杵大师！那我们中医是怎么看待高血压的呢？如果我能够学到一些中医调理的方法，就可以帮助我爷爷了。

杵大师：真是个孝顺的孩子啊！根据临床上的主要表现、病程转归及并发症，高血压可归属于中医“头痛”“眩晕”“肝风”等范畴。我来考考你，知不知道中医经典《黄帝内经》中的相关记载？

杵小宝：杵大师，呃，是那个关于眩晕的吗？嘿嘿，我有点记不起来。

杵大师：小宝呀，熟读经典哦！《素问·至真要大论》载："诸风掉眩，皆属于肝。"《灵枢·海论》载："髓海不足则脑转耳鸣。"中医基础理论认为，高血压与肾阴不足、肝阳偏亢有关，多因精神因素、饮食失节等诱发。

杵小宝：高血压常见证型是哪些呢？

杵大师：一般来说，高血压常见头痛、头晕、头胀、眼花、耳鸣、心悸、失眠、健忘等症状，随着病情变化，会出现脑、心、肾、眼底等器质性器官损害和功能障碍。常见阴虚阳亢、气血两虚、痰瘀互结、肾精不足等证型。我们找到共同之点，还需要区别其临床不同表现来进行辨证论治。

杵小宝：嗯嗯，知道了，杵大师。

杵大师：那你知道用我们李氏杵针疗法应该怎么治疗呢？

杵小宝：希望杵大师不吝赐教，嘿嘿。

杵大师：好好听着。

阴虚阳亢证：滋阴降火，平肝潜阳。杵针处方可选择百会八阵、风府八阵、至阳八阵，河车路大椎至命门段，风池、行间、太冲、三阴交。杵针手法应选用泻法。

气血两虚证：益气养血，化瘀通络。杵针处方可选择至阳八阵、百会八阵，河车路大椎至命门段，足三里、气海。杵针手法应选用补法，并可加灸法。

痰瘀互结证：健脾化痰，祛瘀通络。杵针处方可选择至阳八阵、中枢八阵、百会八阵，河车路大椎至命门段，中脘八阵、丰隆、内关、解溪。杵针手法应选用泻法。

肾精不足证：滋阴补阳、调和脏腑。杵针处方可选择命门八阵、百会八阵，河车路大椎至长强段，太溪、足三里。杵针手法应选用补法，并可加灸。

这下记住了吗？

杵小宝：记下了，全部都记下来了，谢谢大师！根据刚刚大师讲的内容，我爷爷应该是高血压阴虚阳亢证，操作部位选择百会八阵、风府八阵、至阳八阵，河车路大椎至命门段，风池、行间、太冲、三阴交。大师，具体我应该怎么操作呢？

杵大师：好好听着。

步骤一　用奎星笔的杵尖在百会八阵、风府八阵、至阳八阵行开阖手法21次。

步骤二 用五星三台杵的杵尖在百会八阵、风府八阵、至阳八阵及河车路大椎至命门段行点叩手法21次。

步骤三 用七曜混元杵的杵尖在河车路大椎至命门段行分理手法70次。

步骤四 用奎星笔的杵柄在百会八阵、风府八阵、至阳八阵及河车路大椎至命门段行运转手法14次。

步骤五 用奎星笔的杵尖在风池、行间、太冲、三阴交行开阖手法各21次。操作上选用泻法。每日1次，可以连续做14次。

杵小宝：真的是太棒了，我全都记下来了。

杵大师：那你知道选这些穴位的意义是什么吗？

杵小宝：嘿嘿，因为百会八阵、风府八阵有平肝潜阳之功，至阳八阵、河车路大椎至命门段有调节肝、脾、肾之功能，配以风池、行间、太冲、三阴交能滋阴降火，平肝潜阳。

杵大师：不错，小伙子认真学习了，给你爷爷用起来！

杵小宝：好嘞，感谢大师赐教！

呃逆

杵大师：哟，小宝，你今天看起来格外兴奋啊，是不是有什么好事？

杵小宝：大师，你真是火眼金睛！我昨晚复习了治疗“呃逆”的杵针疗法，现在感觉整个人都充满了力量。你快考考我，看我准备得怎么样！

杵大师：好，好，既然你这么有信心，那我就来考考你。首先，给我讲讲呃逆在中医里是怎么定义的？

杵小宝：呃逆，俗称打嗝，就是我们四川话讲的“扯嗝顿儿”。中医认为，呃逆是由于胃气上逆动膈，以气逆上冲，喉间呃呃连声，声短而频，难以自制为主要表现的病证。本病有持续发作或偶然发作之分。若呃声频作，无其他兼症者，多可自行缓解；若呃逆连声，持续不减，或伴见其他症状者，则须审症求因，辨证施治。

杵大师：不错，看来你这次确实是认真复习了。那么，呃逆的常见病因病机有哪些呢？

杵小宝：呃逆的病因主要有饮食不当、情志不遂、正气亏虚等。饮食不当，如过食生冷或寒凉食物，导致寒气蕴蓄于胃，中阳受损，胃失和降，气逆动膈；或嗜食辛辣煎炸，醇酒厚味，或过用温补之剂，致燥热内生，腑气不行，气逆动膈；或饮食过急，过饱，清阳不升，浊阴不降，气逆动膈。情志不遂，如恼怒伤肝，气机不利，横逆犯胃，胃失和降，气逆动膈；或忧思伤脾，脾失健运，滋生痰浊，或素有痰饮内停，复因恼怒气逆，胃气上逆挟痰动膈而成。正气亏虚，如素体虚弱，或年高体弱，或大病久病之后，正气未复，或吐下太过，虚损误攻等，均可损伤中气，使胃失和降；或胃阴不足，不得润降，均可使胃气上逆动膈。总之，呃逆的病机可以总结为胃失和降，气逆动膈。

杵大师：很好，你对呃逆的病因病机已经有了深入的理解。那么，我们应该如何用杵针来治疗呃逆呢？

杵小宝：杵针治疗呃逆，主要是根据病因病机，辨证选取相应的穴位进行刺激，以达到调和胃气、降逆止呃的效果。既然是辨证治疗嘛，就得分清病症的虚实。

杵大师：你知道怎样辨别呃逆的虚实吗？

杵小宝：首先，实证的呃逆一般出现在体健神旺的患者身上，而且呃逆声响亮有力。其次就是辨明病位，如果是胃中寒冷者，就会出现遇寒加重，得热则减，伴有胃脘不舒，舌苔白；而如果是胃火上逆的患者，会出现口臭烦渴的症状，还会喜欢喝冰冷的水，出现便秘溲赤，舌苔黄糙；如果是气滞痰阻的患者，除了呃逆的症状以外，还有呼吸不利、脘胁胀满、嗳气矢气的症状，舌苔淡薄。

杵大师：那虚证的呃逆呢？

杵小宝：虚证的话，当然和实证相反啦！脾胃阳虚的患者，呃逆声音低微，气不接续，这一类患者通常形体羸瘦，面色少华，手足欠温，食少困倦，纳后腹胀，或泛吐痰涎，舌质淡胖，脉细或濡。而胃阴不足的患者就很像平时说的上火，不过这个火是虚火。虚火上炎，症见呃逆断续而急促，口干咽燥，烦渴不安，消瘦，颧红，自汗，舌绛少苔，脉细而数。

杵大师：不错，你理解得很到位。现在分清呃逆的虚实了，接下来该谈谈治疗了。

杵小宝：这可难不倒我，且听我细细道来。对于实证，通常要和胃降逆。在穴位的选择上，一般选用至阳八阵、中脘八阵，同时还可选取河车路大椎至命门段，以及中脘、内关、鸠尾等。手法上，使用泻法或者平补平泻法。对于胃寒的患者还可以加入灸法。

杵大师：不错！那你能解释一下为什么选这些穴位吗？

杵小宝：选用至阳八阵、鸠尾能够利膈降逆，内关、中脘八阵则能调和胃气，理气解郁。中脘作为胃的募穴，具有和胃降逆的功效，再配以河车路大椎至命门段，可以疏理气机，调和脾胃之气。

杵大师：小宝，中医学习得还是很扎实的嘛！还有一个问题，既然是辨证论治，还应该注意什么？

杵小宝：还要根据患者具体的体质情况来辅助治疗。比如说，胃寒的患者要佐以温寒的方法，胃热的患者要佐以清热，气滞的患者要佐以理气，痰阻的患者要佐以祛痰等。对于不同的体质情况，还应该进行加减治疗。

比如：胃寒的患者，加胃俞，同时在杵针治疗时加入灸法；胃火上逆的患者，加足三里、内庭来消泻胃火；气滞的患者，加期门、太冲来疏肝理气；痰浊阻滞的患者，加丰隆、足三里来理气化痰。

杵大师：说到点子上了。

杵小宝：谢谢杵大师！那么，对于虚证，治宜调补脏腑，和胃降逆，重在调补。通常会选择至阳八阵、膻中八阵、中脘八阵，同时还会选取河车路大椎至命门段和足三里。手法上使用补法或者平补平泻法。虚寒的患者同样可以加入灸法。

杵大师：那……

杵小宝：大师，下面的问题你不用问了，我自己主动回答。选用至阳八阵、中脘八阵可以调理脾胃，降逆止呃；选膻中八阵、足三里则可以调气补虚，利膈止呃；再配河车路大椎至命门段以利气止呃，调气补虚。这样一来，气调虚补，呃逆自然就会停止。对于不同的虚证情况，我们同样会进行加减治疗。比如：脾胃虚寒的患者，加命门八阵、关元八阵、脾俞、胃俞来温补脾胃之气；胃阴不足的患者，加胃俞、照海来滋养胃阴。

杵大师：现在理论已经讲得很清楚了，就差实践了哦！看看你的实践掌握得怎么样？

杵小宝：好的。

步骤一 用金刚杵、五星三台杵或者奎星笔对选定的穴位进行点叩和开阖，每个穴位至少操作140次。这样可以刺激穴位，调和气血，疏通经络。

步骤二 用七曜混元杵对这些穴位进行分理、运转和升降，每个穴位至少操作35次。这样可以进一步调和胃气，降逆止呃。实证就用泻法，虚证就用补法，这就是《黄帝内经》所说的“虚则补之，实则泻之”。

杵大师：哈哈，小宝，你真的进步很大。但记住，治疗呃逆的关键在于辨证施治，因人而异。你不仅要掌握基本的穴位和操作方法，更要学会根据患者的具体情况进行灵活调整。

杵小宝：是的，我明白。大师，针对不同类型的呃逆，我们应该如何调整治疗方案呢？

杵大师：对于胃火上逆型呃逆，由于胃火过旺，可以加重对中脘穴的刺激。中脘穴是胃的募穴，对它进行适当的刺激可以帮助清胃泻火，调和胃气。你可以增加对此穴位的点叩次数或者加强刺激的力度。

杵小宝：我明白了，那么对于肝气犯胃型呃逆呢？

杵大师：对于肝气犯胃型呃逆，问题主要在肝气郁结，影响胃的和降功能。这时，我们可以加强对内关的刺激。内关是心包经的穴位，但它也与肝经有密切关系。通过刺激内关，可以帮助疏肝理气和胃，从而缓解呃逆。

杵小宝：那脾胃虚弱型呃逆应该如何治疗呢？

杵大师：对于脾胃虚弱型呃逆，我们需要增加对足三里的刺激。足三里是胃经的重要穴位，被誉为“脾胃之根”。刺激足三里可以帮助健脾和胃，增强脾胃功能，从而改善呃逆症状。

杵小宝：谢谢大师的详细讲解，让我对这些治疗方法有了更深入的理解。

杵大师：不客气，小宝。现在，我相信你已经具备了成为一名出色杵针医师的潜质。但记住，学习杵针不仅要掌握理论知识，更要注重实践操作和临床经验的积累。只有不断实践，你才能真正掌握这门技术。

杵小宝：是的，大师，我会牢记您的教导，不断努力学习和实践的！

胃脘痛

杵小爱：大师，今天上午在消化科跟诊时，我观察到许多患者主诉心痛，最终被老师诊断为胃痛。能否请您深入分析一下其中的原因呢？

杵大师：当然可以！胃痛是常见病，与现代人的生活习惯密切相关，比如长时间久坐、过度思考、熬夜、饮食不规律、偏爱生冷食物以及情绪不畅等。这些因素都可能影响脾胃的正常功能，从而导致胃脘疼痛。

杵小爱：听您这么一说，我好像也存在这些生活问题。那我岂不是也有很大可能得胃痛？

杵大师：如果你不加以调整，确实存在较大的胃痛风险。

杵小爱：那我该如何预防呢？对于那些已经胃痛的患者，又该如何使用杵针进行治疗呢？

杵大师：你问得很好，预防疾病是非常重要的。我们应该遵循"未病先防，既病防变"的原则。我先来讲讲心痛与胃痛之间的区别。

杵小爱：好的好的，谢谢大师。

杵大师：胃脘痛，就是我们常说的胃痛，主要是指胃脘部疼痛。因为疼痛的位置在心窝附近，古代文献有时候也称之为心痛或心下痛。但胃脘痛和真心痛其实是两种病，要区分清楚。《素问·六元正纪大论》说："木郁之发……故民病胃脘当心而痛，上肢两胁，膈咽不通，食饮不下。"但这并不意味着胃脘痛就是真心痛。《证治准绳》说得很清楚："或问丹溪言心痛即胃脘痛，然呼？曰心与胃各一脏，其病形不同，因胃脘痛处在心下，故有当心而痛之名。岂胃脘痛即心痛哉！"同时，《灵枢·厥论》也描述了真心痛的症状："真心痛，手足青至节，心痛甚，旦发夕死，夕发旦死。"这些古籍为我们区分这两种病提供了依据。

杵小爱：谢谢杵大师。除了真心痛，胃痛还和哪些疾病有关呢？

杵大师：在临床上，胃痛经常和急性胃炎、慢性胃炎、胃或十二指肠溃疡及胃肠道功能紊乱等疾病有关。急性胃炎来得突然,疼痛得很厉害;慢性胃炎则是慢慢起病,疼痛比较隐约。溃疡病的疼痛有一定规律,通常是在吃饭后半小时到一小时开始疼,疼痛位置多在剑突下或稍微偏左;十二指肠溃疡则是在吃饭后三小时左右开始疼,疼痛多在上腹部偏右,吃点东西能稍微缓解一下。胃肠道功能紊乱则多是在情绪受到刺激时发作,疼痛会连到胸胁部,而且疼痛部位不固定。

杵小爱:哎呀,听起来胃痛可真让人难受啊!那胃痛的原因都有哪些呢?

杵大师:胃痛跟肝、脾都有很大的关系。当人们长期心情欠佳、压力大,导致肝气不顺,进而影响到胃,胃也就会不舒服。另外,如果脾胃本身就比较虚弱,或者饮食习惯不好。这种情况下,可能会因为饮食不节、过度劳累、受寒等导致胃痛。所以,要想胃好,不仅要注意饮食,还得保持良好的心情哦!

杵小爱:在了解了胃痛常见原因后,我们如何进行辨证施治呢?

杵大师:胃痛常见肝气犯胃、脾胃虚寒、伤食胃痛等证型。我来逐一讲讲。肝气犯胃型的胃痛,患者总是觉得胃脘部胀痛,有时候这种胀痛还会传到胁肋部。常常嗳气,或者会吐出一些酸苦的水,大便也不顺畅。舌苔通常是薄白色的,脉象弦紧。还有一个特点,就是这类胃痛跟情绪有很大关系,情绪波动可能会让症状加重。

杵小爱:经过杵大师的深入讲解,我深刻领悟到了肝气犯胃引发的胃脘痛的病机。针对这类胃痛,我们应该如何着手治疗呢?

杵大师:治疗的时候,主要是要疏肝理气,让胃舒服一点,不那么痛。

杵小爱:如何选穴?

杵大师:我们可以用到至阳八阵、筋缩八阵、脊中八阵;还会沿着河车路从大椎到命门这段进行刺激;再加上期门、足三里、内关这些穴位。肝气犯胃型的胃痛是因肝气郁结导致的,所以用俞募配穴法。筋缩八阵和期门搭配,可以疏肝解郁,调理气机。至阳八阵、脊中八阵也能帮助理气通经,让全身气机顺畅。足三里、内关和河车路一起,可以调和胃气,疏通胃络。诸穴合用,能疏肝和胃,起到止痛的作用。

杵小爱：谢谢杵大师，我明白啦！那应该选用哪些手法？

杵大师：治疗时，用杵针轻轻刺激，让气血平衡，阴阳调和。

杵小爱：大师，针对肝气犯胃型的胃痛还有没有其他注意事项？

杵大师：有的。如果患者的肝气郁结比较久，有化热的趋势，可以加上太冲、行间、公孙，加强疏肝理气、清热泻火。如果病程很长导致气血瘀滞在胃络里，可以加上膈俞、血海，以理气治血，行瘀止痛。

以上是关于肝气犯胃型胃痛的杵针治疗，还有脾胃虚寒、伤食胃痛两型，值得咱们进一步学习。

杵小爱：嗯嗯，大师请继续，我会全神贯注地聆听。

杵大师：脾胃虚寒型胃痛，患者胃有点隐隐作痛，喜欢温暖和按摩，有时会吐清水，吃得不多，容易累，手脚有时不太暖和，大便稀，舌头颜色淡，苔薄白，脉细弱。治宜温暖中焦，散寒止痛。杵针治疗穴位可选至阳八阵、筋缩八阵、脊中八阵，还有河车路的大椎到命门段，中脘八阵、足三里、内关等。手法可选补法，也可以加灸法。选筋缩八阵、脊中八阵是为了温暖中焦脾胃。中脘八阵配脊中八阵、足三里能调理脾胃。内关调和胃气治胃痛。至阳八阵疏理气机，河车路调和胃气，疏通胃络。如果患者阳虚又受寒，胃痛得很厉害，可以加公孙、梁丘、关元等穴位，用杵针和灸法一起，温暖脾胃，以止痛。

对于伤食胃痛，患者胃胀痛，口有酸腐味，时有恶心欲呕，吐出不消化的食物，吐后疼痛减轻，大便不畅，放臭屁，舌苔厚腻，脉滑。治宜行气导滞，和胃止痛。杵针治疗穴位可选至阳八阵、筋缩八阵、脊中八阵；还有河车路的大椎到命门段；中脘八阵、璇玑、足三里、内关等穴位。杵针手法可选用泻法。如果患者食物积滞过久而导致热象，可以加内庭、天枢等以清热化食；如果患者脾胃虚，加之吃了生冷食物导致的积滞，可以加公孙、关元八阵，用杵针和灸法一起，以温暖脾胃、消积止痛。

杵小爱：经过大师您的详细讲解，我对胃痛有了更为深刻和全面的认识。真的非常感谢您的帮助和指导！

杵大师：哈哈，小爱，不客气。

对于许多遭受胃脘痛困扰的患者来说，杵针无疑是一剂良药。它不仅能够迅速减轻疼痛,让患者在短时间内感受到舒缓。更为值得一提的是,杵针还有助于促进溃疡的愈合。当然,仅仅依赖杵针治疗是不够的。患者的日常生活习惯也需要作出相应的调整。饮食习惯尤其重要。保持良好的饮食习惯对于胃痛的缓解和预防有着至关重要的作用。在饮食方面,定时定量、少吃多餐是一个值得推荐的原则。此外,保持良好的心态同样关键哦!

腹痛

杵大师：小宝啊，这两天气温骤降，回去多穿点衣服，免得感冒了。

杵小宝：好嘞，大师。我这就回去加衣服，这两天确实有点冷了。

第二天，小宝捂着肚子，一脸痛苦地来找杵大师。

杵大师：小宝，怎么一直捂着肚子？

杵小宝：大师，昨天我急急忙忙回去加衣服，感觉有点热，就吃了半个西瓜。当时确实很爽，可是没过多久，我的肚子就开始痛起来了。

杵大师：昨天看到你流清鼻涕，身体明显有受寒的迹象。虽然添加了衣物，但没忌口，吃了寒凉的西瓜。寒气内外夹击，肚子痛也就不奇怪了。

杵小宝：下次再也不敢这么做了。大师，您能详细说说腹痛的原因和症状吗？让大家都了解一下，引以为戒。

杵大师：引起腹痛的原因多种多样，或是外部邪气侵袭，或是饮食不当，或是气血运行不畅。寒气积累、脾肾虚弱、肝气郁结、消化不良等均会导致腹痛。

寒气积累：经常食用生冷食物，或是让腹部长时间暴露在冷风中，寒气外侵入内或在体内逐渐积累，影响气血运行，从而引起腹部疼痛。为了预防寒气积累引起的腹痛，我们应该注重保暖，并尽量减少生冷食物的摄入。

脾肾虚弱：脾主运化。脾虚，运化功能减弱，导致气血生成不足，腹部得不到足够的营养，肾阳虚，腹部温煦不足，从而导致虚性疼痛。

肝气郁结：心情欠佳，肝气郁结，横逆反胃或影响肠道活动，很容易引起气滞腹痛。所以，保持良好的心情，避免情绪波动，这也是预防腹痛的重要一环！

消化不良：饮食不规律、暴饮暴食、过食辛辣油腻的食物，这些都会引起腹痛。咱们得养成好的饮食习惯，按时吃饭，避免暴饮暴食。

杵小宝：我明白了，谢谢杵大师详细讲解。那么，针对不同原因引起的腹痛，我们应该如何进行治疗呢？

杵大师：寒邪内积引起的腹痛，患者可能会感受到突如其来的腹部剧痛，然而，当身体得到一丝温暖时，疼痛会有所缓解。在遭遇寒冷时，疼痛又会迅速加剧。虽然患者的腹部时不时发出咕噜咕噜的声音，但他们并不会觉得口渴。这类患者尿液的颜色非常淡，而大便偏稀薄，舌苔白腻且湿润，脉沉紧。

治疗寒邪内积引起的腹痛，关键在于散寒和调理气机。治疗时，可刺激命门八阵、腰阳关八阵以及河车路至阳到长强段。为了增强治疗效果，建议同时刺激中脘八阵、足三里、关元八阵、公孙等穴位。

杵小宝：那应该采用什么样的手法进行治疗呢？

杵大师：在治疗手法上，建议使用杵针进行平补平泻的操作，并辅以灸法，这样效果会更加显著。

杵小宝：您能详细解释一下为什么选择这种治疗方法吗？

杵大师：选择命门八阵、腰阳关八阵是为了调理肠胃的功能，而加上灸法则能够温暖并驱散寒气。河车路具有理气止痛的功效，中脘八阵则有助于升清降浊和温暖肠胃。足三里、公孙则能调理脾胃，关元八阵则能温暖下元，进一步驱散寒气。如果疼痛是由于外寒引起的，可以增加合谷，既能祛风散寒，又能解表。

杵大师：第二，脾肾虚弱引起的腹痛，患者表现为腹部隐隐作痛，疼痛时断时续。患者常常寻求温暖与按压以舒缓。此外，患者精神状态欠佳，易感畏寒，手脚冰冷，大便形态松散，舌苔颜色淡白，脉细弱。治宜温肾健脾。采用杵针在命门八阵、腰阳关八阵以及河车路至阳到长强段、章门、关元八阵、足三里和脾俞等穴位进行补法刺激，并辅以灸法，以达到增强疗效的目的。

选命门八阵、腰阳关八阵和河车路用补法以温暖脾肾，脾俞、命门八阵与章门、关元八阵相结合，以充盈阳气。河车路和足三里则进一步调理脾肾，调畅气机。若患者大便稀薄，可以加三阴交，以健脾止泻。

杵小宝：学习到了，谢谢杵大师。那么，肝气郁结导致的腹痛也请您详细讲讲该如何辨证治疗。

杵大师：第三，肝郁腹痛临床表现为腹部胀痛，疼痛部位游走不定，时而牵涉至胁肋或小腹，嗳气频发，情绪波动时疼痛加剧，患者易于烦躁，口苦口干，舌苔薄白，脉象弦紧。治宜疏肝解郁、调理肠胃功能。杵针治疗选取至阳八阵、命门八阵、腰阳关八阵以及河车路至阳至长强段，并结合期门、日月、内关、下脘八阵等穴位。操作手法上，可采用杵针进行泻法或平补平泻法。根据个体情况灵活施术。至阳八阵、日月、期门等穴位具有疏肝理气、解郁止痛的功效，对于胁痛和腹痛的治疗效果显著。内关为调理气机的要穴，能够调和气血，舒缓情绪。下脘八阵、命门八阵、腰阳关八阵和河车路则能够调理肝脾、胃肠的气机，促进气血畅通。当肝郁得解，气机调畅，腹痛自会缓解。若上腹部疼痛剧烈，可酌情加入中脘八阵以增强疗效。

对于食滞腹痛，多见腹部胀满，疼痛剧烈，食欲不振，大便不畅等。治疗时需注意消食导滞，调和肠胃功能。具体方法可以参照伤食胃痛。

杵小宝：感谢大师您的耐心解答，让我对腹痛有了更加深刻的认识。

杵大师：小宝，不客气。接下来将所学融入实践中，真正掌握和运用。

胁痛

杵大师：小宝，你怎么了？有什么不舒服？

杵小宝：大师，最近我总觉得胁肋部疼痛，有时候轻微，有时候又非常难受。

杵大师：我来看看。小宝，胁痛并非罕见，其病因也多种多样。通常肝郁、湿热、阴虚、瘀血等都可能导致胁痛。

肝郁：肝属风木之脏，其性动而主疏泄。如果情志郁结，或暴怒伤肝，导致肝失疏泄，则气阻络痹而致胁痛。

湿热：嗜好酒辣肥腻，或外感湿热，侵犯肝胆，机枢不利，导致肝胆失于疏泄条达，引起胁痛。

阴虚：劳欲肾虚，或久病肾虚，精血亏损，肝阴不足，导致肝经络脉失于濡养而发生胁痛。

瘀血：跌仆撞击，胁肋受伤，瘀血停滞，阻滞胁络，或因气郁日久，血流不畅，积滞成瘀，阻塞脉络，也会引起胁痛。

这样，我在你胁肋部位找一些特定的穴位，它们与胁痛相关的经络相连。然后用杵针疗法为你缓解疼痛。

杵小宝：谢谢大师了。我这就躺到治疗床上。

杵大师：我们开始行杵针了哦。

步骤一 先用金刚杵的杵尖在至阳八阵行开阖和运转手法 21 次。

步骤二 用五星三台杵的五星杵尖在河车路大椎至命门段行点叩手法 70 次。

步骤三 用七曜混元杵的杵尖端在河车路大椎至命门段行分理手法 14 次。

步骤四 用金刚杵的杵柄在河车路大椎至命门段行运转手法 21 次。

步骤五 用奎星笔的钝头在期门、太冲、侠溪这几个穴位分别行开阖手法及升降手法 49 次。

步骤六 用七曜混元杵的杵尖在胁肋疼痛部位行分理和运转手法各28次。

这次,我行针手法为平补平泻手法。

杵大师开始在穴位上进行细微的旋转和振动,以增强杵针的效果。杵小宝感觉到一股温暖的气流从穴位上传来,整个身体逐渐放松下来。

杵大师:小宝,你感觉怎么样?

杵小宝:刚开始有点紧张,但后来就感觉到一种舒适和轻松,疼痛也感觉不太明显了。谢谢你,大师。

杵大师:不客气,小宝。你连续一周都来找我,我每天给你做一次杵针,治疗完一周后我们看看效果。

除了杵针疗法,杵大师还为杵小宝提供了一些其他的治疗建议,比如适当调整饮食习惯,保持心情舒畅,适量运动等。这些方法都可以帮助杵小宝加速康复。在经过几次杵针治疗后,杵小宝的胁痛症状得到了明显的缓解,生活也恢复了正常。

杵小宝:大师,谢谢您的治疗,我的胁痛已经好多了!

杵大师:不客气,小宝。只要你坚持治疗和调整生活方式,你的身体会越来越好的。

颈椎病

杵大师：小宝，看你眉头紧锁，是哪里不舒服吗？

杵小宝：大师，我最近觉得颈椎部位有些疼痛，有时候手还会疼痛麻木。

杵大师：疼痛持续多久了？你平时的工作或生活习惯中，有没有长时间保持同一姿势的情况？

杵小宝：疼痛持续了两周左右。我工作的时候需要长时间对着电脑，下班后也会玩手机放松一下。

杵大师：长时间保持同一姿势，尤其是低头看手机和电脑，容易导致颈椎疲劳和疼痛。有没有尝试调整坐姿、定时休息或者做一些颈椎锻炼？

杵小宝：我尝试过调整坐姿，但有时候忙起来就忘了。至于颈椎锻炼我还真不太清楚应该怎么做。

杵大师：首先，保持良好的坐姿非常重要。尽量让电脑屏幕保持在眼睛水平线稍下方的位置，避免长时间低头。其次，每隔 45 分钟左右站起来活动一下，做一些简单的颈椎锻炼，比如缓慢地转动头部、仰头低头等。我来教你简单的颈椎锻炼方法。

第一，仰头低头。颈部的前后屈伸，坐姿或站姿时缓慢将头部向前倾，以感到颈部后侧有拉伸感为止，然后缓慢将头部向后仰，感到颈部前侧有拉伸感为止。重复此动作 10 次左右。注意动作要缓慢，不要用力过猛。

第二，缓慢地转动头部。颈部左右转动同样采取坐姿或站姿，将头部缓慢转向左侧，尽量让下巴贴近肩膀，然后缓慢转向右侧。重复此动作 10 次左右。注意在转动过程中保持身体稳定，不要摇头晃脑。

第三，耸肩缩颈。站直或坐直，缓慢将肩膀向上耸起，同时尽量将颈部向下缩，保持几秒钟后放松。重复此动作 10 次左右。该动作有助于缓解颈部肌肉的紧张。

第四，环绕颈部。站立，双脚与肩同宽，双手自然下垂，然后开始缓慢顺时针转动头部8次,接着逆时针转动8次。在转动过程中,尽量让头部和颈部肌肉放松,同时保持身体稳定。

第五,回头望月。站立或坐下,两腿分开与肩同宽,先将右手放在腰后,左手放在背后,然后慢慢向右转动头部,尽量让左耳朝向左肩,同时眼睛望向天空中的月亮(或想象有一个月亮在那里)。保持这个姿势几秒钟后还原,反方向再做一遍。这个动作有助于拉伸和放松颈部的深层肌肉。

杵小宝:哇,谢谢杵大师。我这就学着做。大师,我这是颈椎病吗?您能给讲讲不?

杵大师:好,我给你简单讲讲。颈椎病是一种以退行性病理改变为基础的疾患,由于颈椎长期劳损、骨质增生或椎间盘脱出、韧带增厚,致使颈椎脊髓、神经根或椎动脉受压,出现一系列功能障碍的临床综合征。其部分症状分别见于中医学的"项强""颈筋急""颈椎病""头痛""眩晕"等病症中。本病常因年老体衰、肝肾不足、筋骨失养或久坐耗气、劳损筋肉,或外感受邪、客于经脉,或扭挫损伤、气血瘀滞,经脉痹阻不通所致。

杵小宝:看来我平时得好好注意保护好颈椎了。大师,麻烦讲讲颈椎病分型吧,我好好学习一下。

杵大师:从现代医学角度,颈椎病临床一般分为颈型、神经根型、脊髓型、椎动脉型、交感神经型和其他型。临床常表现为颈、肩臂、肩胛上背及胸前区疼痛,手臂麻木,肌肉萎缩,甚至瘫痪。从中医角度,根据颈椎病的表现,常见风寒痹阻型、劳伤血瘀型、肝肾亏虚型3个基本证型。

风寒痹阻型:夜寐露肩或久卧湿地而致颈强脊痛,肩臂酸楚,颈部活动受限,甚则手臂麻木发冷,遇寒加重或伴形寒怕冷、全身酸楚,舌苔薄白或白腻,脉弦紧。

劳伤血瘀型:有外伤史或久坐低头者,颈项、肩臂疼痛,甚则放射至前臂,手指麻木,劳累后加重,项部僵直或肿胀,活动不利,肩胛冈上、下窝及肩峰有压痛,舌质紫黯有瘀点,脉涩。

肝肾亏虚型:颈项、肩臂疼痛,四肢麻木乏力,伴头晕眼花、耳鸣、腰膝酸软、遗精、月经不调,舌红少苔,脉细弱。

杵小宝:谢谢杵大师,让我对颈椎病有了深入了解。那么,除了平时注意姿势习惯外,可以用杵针进行保健治疗吗?

杵大师：杵针是一种很好的保健治疗方法，对颈椎病有着很好的效果。首先，杵针疗法是一种非药物治疗方法，无需服药，避免了药物不良反应；其次，杵针疗法操作简便，易于掌握；再次，杵针疗法具有较高的安全性，一般不会引起严重的并发症；最后，杵针疗法不仅可以缓解疼痛，还可以改善局部血液循环，促进组织修复。

杵小宝：那大师快给我讲讲基本操作方法吧。

杵大师：我给你讲讲。

1. 风寒痹阻型

治法：祛风活血，通络止痛。

选穴：百会八阵、风府八阵、大椎八阵。河车路脑户至大椎段。风池、合谷、列缺、肩井。

手法：杵针用泻法，可加灸法。

加减：颈项僵痛，不能侧转者，加后溪、天柱；颈项僵痛，牵扯肩部者，加肩髃、肩髎、肩贞、手五里。

2. 劳伤血瘀型

治法：舒筋通络，活血止痛。

选穴：风府八阵，大椎八阵。河车路风府至身柱段。风池、后溪、阳陵泉、列缺。

手法：杵针用泻法，或平补平泻法。

加减：颈项僵痛牵扯肩部者，加肩髃、肩髎、肩贞、手五里；背痛者，加身柱八阵。

3. 肝肾亏虚型

治法：温补肝肾，和络止痛。

选穴：百会八阵、至阳八阵、命门八阵、气海八阵。河车路风府至大椎段，命门至长强段。风池、合谷、列缺、三阴交、足三里。

手法：杵针用补法，并可加灸法。

加减：阳气不足者加膻中、关元八阵，以温阳益气；气血虚弱者，加中脘八阵、中枢八阵以益气养血；精血不足者，加太溪、涌泉，以补肾中之精血。

杵小宝：大师，有没有适合大家居家常用的方法预防颈椎病呢？

杵大师：杵针就可以日常保健预防。穴位选大椎八阵，河车路大椎至至阳段，肩贞、臑会、肘髎、曲池、手三里、合谷、风池、风府。

步骤一 用金刚杵的杵尖在大椎八阵行开阖手法 21 次。

步骤二 用五星三台杵的杵尖在大椎八阵及河车路大椎至至阳段行点叩手法 35 次。

步骤三 用七曜混元杵的杵尖在河车路大椎至至阳段行分理手法 35 次。

步骤四 用金刚杵的杵柄在大椎八阵及河车路大椎至至阳段行运转手法 21 次。

步骤五 用奎星笔的杵尖在肩贞、臑会、肘髎、曲池、手三里、合谷、风池、风府行开阖手法 49 次。

操作上平补平泻就可以了，每日 1 次。

杵小宝：谢谢大师。

杵大师贴心提示

杵针治疗颈椎病具有一定的疗效，特别适用于颈型颈椎病、神经根型颈椎病等早期、轻度的患者。通过多种行针手法，可以起到疏通经络，行气止痛，舒筋活络的效果，以缓解劳伤之症状，恢复功能。平时学习、工作需要注意劳逸结合，可多靠墙站、打羽毛球、游泳、打八段锦等，有助于放松肩颈部肌肉，提高生活质量。

对于病情较重或已经出现明显结构改变的患者，杵针可以作为辅助疗法，配合其他治疗进行。

落枕

杵小宝：哎呀，我的脖子怎么这么疼啊？

杵大师：小宝，你脖子怎么了？

杵小爱：是不是睡得不舒服？落枕了？

杵小宝：可能是吧，我一觉睡醒就感觉颈部不太舒服，现在转头都好痛啊！感觉没有办法转头向一边看了。

杵大师：啊，听起来就像是落枕了，让我摸摸你的颈部肌肉紧不紧。

杵小宝：很紧，啊！背部还很酸痛。

杵小爱：小宝，你应该就是落枕了哦！其实落枕也是一种疾病，以颈项强痛，活动受限为主要表现，其发病特点为入睡前无任何症状，晨起后自觉项背部酸痛，活动受限。

杵小宝：啊？落枕竟然是一种病？！

杵大师：落枕，是中医学病名，在现代医学中属于“急性颈痛”范畴，是一种常见的以颈部疼痛、颈项僵硬、转侧不便为主要表现的颈部软组织急性扭伤或炎性反应。

杵小宝：急性颈痛……听起来好严重，可虽然落枕的人很多，但好像很少有人会因为落枕去医院。

杵大师：小宝，其实有很多人因为落枕去医院治疗的。于落枕患者，如果症状比较轻，确实是不需要特殊治疗，可能没过几天肌肉松解后，症状就自行消失了。但是，症状严重的话，影响到日常工作与生活，就需要及时就医了。需要注意的是，频繁落枕可能是颈椎病在给我们敲警钟！

杵小宝：可是，大师您刚不是还说落枕可以自愈嘛，怎么又和颈椎病扯上关系了？

杵大师：虽然落枕属于自愈性疾病，但如果不采取规范的治疗手段，颈项部受力失衡，颈椎小关节失稳，就会逐渐演变成颈椎病。从运动功能解剖学的角度看呢，落枕的形成与肩胛提肌、胸锁乳突肌、斜方肌、斜角肌等肩颈肌肉损伤密切相关，而肩胛提肌损伤是引起落枕的主要原因，其比例高达约 59.2%。

杵小爱：临床诊断，一般认为病程 <7 天为急性期颈痛。如果落枕症状迁延日久不愈超过 3 个月就有可能会转变为慢性颈痛哦！小宝，是不是又涨知识了？

杵小宝：原来是这样。我以前一直以为落枕就是晚上没睡好枕头呢，看来落枕也要重视起来。

杵大师：是的，一定不要轻视了它。其实引起颈痛的原因多种多样，包括创伤、肿瘤、感染、退行性改变等，最常见的还是慢性劳损。

杵小爱：对对对，我的朋友们就是工作压力大、生活节奏快，长期伏案工作，工作间隙又是玩手机，长时间保持同一姿势，就特别容易出现落枕的情况。

杵大师：从现代医学的角度看，急性颈痛大多都是由我们晚上睡觉的姿势不正确造成的。头颈长时间处于过度偏转的位置，或者是睡觉枕头的高度、软硬不合适，使我们的头颈处于过伸或者过屈状态，保持 8~12 个小时，则会造成颈部的一侧肌肉过度紧张，使颈椎小关节扭错，而长时间的小关节错位会导致静力性损伤的发生，使受伤处肌筋强硬不和，引起局部疼痛不适，动作受限。当然，如果本来颈部就受了外伤，如运动过度造成颈部肌肉拉伤或者关节扭错之类的，气血壅滞，筋脉拘挛，睡一觉起来也会落枕。

杵小爱：那些本来就有颈椎病或肩颈病的人，稍感风寒或睡姿不良，也会出现落枕，甚至可能反复出现。

杵大师：没错。

杵小宝：落枕的原因原来这么多啊！

杵大师：小宝，你想想你是什么原因造成的呢？

杵小宝：大师，我并没有很频繁地出现，偶尔会有那么一次，而且我还很年轻呢，应该没有颈椎病吧？

杵小爱：哈哈哈哈，小宝，你是不是昨天和小伙伴们出去玩受伤啦？

杵小宝：没有，师兄，我昨天没有出去玩。最近快期末考试了，我连续好长一段时间天天都在写，写了好多……哦！我该不会就是因为最近长期伏案写论文，把颈部的肌肉都写僵硬了吧……

杵小爱：很有可能哦！

杵大师：小宝也太努力了吧！

杵小宝：我想起来，前段时间我也出现过脖子僵硬不舒服，手还有点麻木，但没这次严重，过了几天也好点了。昨天晚上写完论文躺下的时候，就觉得肌肉挺酸痛的，以为睡一觉起来就好了，结果睡一觉起来，脖子就成现在这样了。

杵小爱：你这是劳伤引起的痹痛呀，小宝。中医认为，落枕可能与体内的气血运行不畅有关，比如风寒湿邪侵袭颈部或者劳伤日久，血脉闭阻，导致气血不通，引发疼痛。肝肾亏虚、筋骨不足等体质因素也可能增加落枕的风险。

杵大师：中医学对落枕的认识比较早，起初本病叫作“失枕”。中医学认为，落枕的病因病机主要有三个方面：一是睡姿不良，伤其颈筋；二是风寒侵袭；三是肝肾亏虚，复感外邪。但目前对落枕也还没有统一的辨证分型。

杵小爱：大师，应该可以从颈椎病的中医辨证上考虑吧？

杵大师：没错，中医根据颈椎病的临床表现，将其分为风寒闭阻、劳伤血瘀、肝肾亏虚 3 个基本证型。

杵小宝：看来我是劳伤血瘀型。大师，我的脖子真的好不舒服，好酸痛，感觉脖子撑不住头，头快掉了……

杵大师：别急别急，我马上用杵针疗法给你治疗。像小宝这类劳伤血瘀的落枕，一般治疗方法是舒筋通络，活血止痛。杵针用泻法。小宝，肩部酸痛吗？

杵小宝：痛，还有像针刺样的痛。

杵大师：那我们开始治疗！

步骤一 用奎星笔的钝头在大椎八阵行运转手法 21 次。

步骤二 用五星三台杵的杵尖在大椎八阵及河车脑椎段、河车椎至段行点叩手法 49 次。

步骤三 用七曜混元杵的杵尖在河车脑椎段、河车椎至段行分理手法 35 次。

步骤四 用金刚杵的杵柄在河车脑椎段、河车椎至段行运转手法49次。

步骤五 用奎星笔的杵尖在列缺、合谷、外关、后溪、风池、颈百劳这几个穴位分别行开阖手法49次。

步骤六 用奎星笔的钝头在颈夹肌和胸锁乳突肌上行运转和分理手法各21次。

小宝，你连续5天都来找我，我每天给你做1次，做完5次我们看看效果，症状应该会减轻很多。

杵小宝：谢谢大师！您现在给我做完这一次，我都觉得颈肩部松解了很多。

漏肩风

杵大师：小宝，今天怎么这么早过来了？

杵小宝：大师，我妈妈肩膀今天完全举不起来了，一动就很痛。现在她的肩膀活动受限，这可怎么办呀？

杵大师：是摔倒了？

杵小宝：没有摔倒，就是肩膀慢慢地举不起来了。开始只是有一点痛，我们都没太在意，但是后来越来越疼，现在已经到了一动就很痛的地步。

杵大师：听起来，你妈妈可能是得了漏肩风。

杵小宝：漏肩风？这是什么病？

杵大师：漏肩风也被称为"肩凝症""肩痹"。患者年龄多在50岁左右，所以也被称为"五十肩"。女性发病较男性多，主要表现为单侧或双侧肩关节酸重疼痛，运动受限。现代医学称之为肩关节周围炎。漏肩风多为风寒湿痹伤及筋脉，肩痛会连带着项背和手指都不舒服。寒邪胜时肩痛会加剧，一旦遇到温暖，痛感就会缓解；湿邪胜时，肩痛的位置固定不移，且局部会有明显的肿胀，尤其按压时会痛感加剧。

杵小宝：那应该怎么治疗呢？杵针疗法可以吗？

杵大师：治疗漏肩风，主要原则是祛风散寒、除湿通络，理气止痛。在家里，是可以利用杵针进行保健治疗。

首先，我们要选取一些关键的穴位。比如大椎八阵，这是一个非常重要的穴位组合，能够舒筋活络，理气止痛。接下来是河车路，特别是从脑户到大椎这一段，对于治疗肩痛非常有效。还有局部取穴，肩髃、肩贞、肩髎，这三个穴位有祛风散寒、活血通络的效果。当然，我们还需要辅以远部的曲池和外关两个穴位，这样可以疏导阳明、少阳经气，进一步除痹止痛。

当然，具体的治疗方案还需要根据疼痛的具体位置进行调整。如果肩内痛，加上尺泽、太渊；如果是肩外痛，加上后溪、小海；对于肩前痛，则选择合谷、列缺、阿是穴、大杼、风池、手三里、天宗等。

杵小宝：谢谢杵大师，选穴定位我记住了。那么在家里我该怎么具体操作呢？

杵大师：听我一步步讲。

步骤一 用七曜混元杵的针头对脑户到大椎段行分理手法 70 次。

步骤二 用七曜混元杵的针柄对大椎八阵行运转手法 21 次，以皮肤潮红为度。

步骤三 用五星三台杵的五星端对大椎八阵行点叩手法 70 次，以皮肤潮红为度。

步骤四 用奎星笔在肩髃、肩贞、肩髎行开阖手法各 140 次，运转手法各 140 次；以皮肤潮红为度，不可过重。肩内痛加尺泽、太渊行开阖手法各 140 次，运转手法各 140 次；肩外痛加后溪、小海行开阖手法各 140 次，运转手法各 140 次；肩前痛加合谷、列缺、阿是穴、大杼、风池、手三里、天宗行开阖手法各 140 次，运转手法各 140 次。

操作以平补平泻为主。

杵大师：当然，除了杵针治疗，家庭护理和自我康复也是非常关键的环节。

第一，关于休息。需要提醒妈妈尽量避免过度使用患侧肩部，特别是避免需要大幅度挥动手臂的动作。如果她的日常工作中需要频繁使用电脑或者进行其他手臂上举的活动，可以建议她适时调整工作方式，比如定时休息，做一些肩颈放松的动作，以减轻肩部的负担。

第二，保暖同样不可忽视，特别是在换季的时候。注意保暖，特别是护住肩部，避免风寒侵袭。也可以使用一些取暖设备，如暖宝宝或电热毯，来保持肩部的温暖。

第三，虽然在家里可能无法进行专业的物理治疗，但可以尝试一些简单的热敷和冷敷来帮助缓解疼痛。比如，用热毛巾或热水袋敷在肩部，每次敷 15~20 分钟，每天敷 2~3 次。这样能有效缓解肌肉的紧张和疼痛感。

第四，如果疼痛实在难以忍受，可以在医生的指导下适当使用一些止痛药和消炎药。但记住，药物只能暂时缓解症状，并不能根治疾病。而且长期使用药物可能会有不良反应和耐药性，所以一定要遵医嘱。

小宝，你还可以鼓励妈妈进行一些简单的肩部运动锻炼。比如我之前提到的那个双手平举的动作。这个动作看似简单，但实则对增强肩部肌肉的力量和灵活性非常有帮助。不过，在做这些运动之前，最好还是先咨询一下医生或专业人士的意见，以防错误的运动方式导致二次损伤。

杵小宝听后连连点头，表示会将这些建议一一落实，帮助妈妈尽快恢复健康。杵大师也鼓励他要有耐心和信心，相信在医生和家人的共同努力下，他妈妈的病情一定能够得到改善。

腰椎间盘突出症

杵大师：小宝，这段时间颈椎好些了吗？

杵小宝：大师，通过你给我做杵针保健治疗后，颈椎疼痛已经有了很大改善了。现在平时我也很注意姿势习惯，还经常做做颈椎操，感觉整个人都精神了许多呢！

杵大师：那就好，平时就应该多注意，别等到症状加重的时候才想起来治疗。

杵小宝：好的好的，谢谢大师！我妈妈最近老是说她腰痛，而且一侧腿还有麻木胀痛的感觉。我想问问您，这是怎么回事呢？

杵大师：那你详细给我讲讲她的情况吧！比如疼痛是从什么时候开始的？疼痛的部位具体在哪里？疼痛的性质是怎样的？是持续性的还是间歇性的？

杵小宝：大概是一个月前开始的，疼痛主要集中在腰部左侧，有时候会放射到左臀部和大腿后侧。疼痛性质主要是酸胀痛，有时候会有刺痛感。疼痛是持续性的，但有时候活动一下或者休息一会儿会稍微缓解一些。

杵大师：她在出现这些症状之前有没有做过什么剧烈运动或者长时间保持同一姿势？

杵小宝：没有特别剧烈的运动。她因为工作的原因需要长时间坐在电脑前，有时候一天下来腰会感到很酸。

杵大师：你妈妈有没有尝试过什么治疗方法？比如热敷、按摩、吃药等？

杵小宝：她在家热敷和按摩，感觉会稍微舒服一点。也吃过一些止痛药，但是效果不是很明显。对了，我妈妈还做了腰椎磁共振成像检查，这就拿给您看下。

杵大师：根据病史、症状描述和相关影像学检查，初步诊断是腰椎间盘突出症。

杵小宝：啊，那这个严重吗？会不会对生活有什么影响啊？

杵大师：腰椎间盘突出症是一种常见的脊柱疾病。由于腰椎间盘的退行性改变或外力作用导致纤维环破裂，髓核突出压迫神经根或脊髓，从而引发一系列临床症状。包括腰痛、下肢疼痛和麻木等，严重时可能导致大、小便失禁。如果出现上述症状，应及时就医进行诊断和治疗。首先选择保守治疗，包括手法治疗、牵引、热敷等。对于症状严重或保守治疗无效的患者，可能需要进行手术治疗。

在日常生活中，应注意卧硬板床休息，避免腰部受凉和潮湿环境，以及避免长时间保持同一姿势。在症状缓解后，应积极进行腰部运动康复训练，以增强腰部肌肉稳定性，预防复发。

腰椎间盘突出症在中医属于“腰痛”和“痹证”等范畴。中医认为，腰椎间盘突出症的病因病机复杂多样，包括血瘀、风邪、寒邪、湿热、痰浊、肾虚等。

杵小宝：那么，中医辨证分型是怎么样的，大师给我讲讲吧！

杵大师：腰椎间盘突出症通常分为4种类型。

寒湿型：主要表现为腰腿疼痛或伴有下肢麻木，腰部发冷重着，转侧不利，静卧病痛不减，寒冷或阴雨天加重等。治疗原则是散寒行湿，温经通络。

湿热型：主要表现为腰腿疼痛或伴有下肢麻木，痛处有灼热感，暑湿、阴雨天气加重，身体困重，小便短赤，苔黄腻等。治疗原则是清热利湿，舒筋止痛。

气滞血瘀型：主要表现为腰痛如刺，痛有定处，痛处拒按，日轻夜重，重者不能转侧，舌质暗紫等。部分患者有外伤病史。治疗原则是活血化瘀，通络止痛。

肝肾亏虚型：主要表现为腰部酸软疼痛，喜揉喜按，腿膝无力，遇劳加重，卧则减轻，时有耳鸣耳聋。偏阴虚者还有心烦失眠，口燥咽干，手足心热，潮热盗汗等。治疗原则是滋补肝肾，濡养筋脉。偏阳虚者，还有肢冷畏寒，少气乏力等。治疗原则是补肾壮阳，温煦经脉。

杵小宝：腰椎间盘突出症病因病机复杂，治疗方式多样，还是需要交给专科医师。大师，那我可以用杵针给她做保健治疗吗？

杵大师:当然可以了,杵针疗法作为一种非药物治疗手段,在缓解疼痛、改善局部血液循环、促进组织修复等方面具有一定的疗效。那我给你讲讲杵针在腰椎间盘突出症上常用的保健治疗方法吧!选穴:命门八阵,河车路命门至长强段,委中、承山、昆仑、太溪。

步骤一 用金刚杵的杵尖在命门八阵行开阖手法 21 次。

步骤二 用五星三台杵的杵尖在命门八阵及河车路命门至长强段行点叩手法 35 次。

步骤三 用七曜混元杵的杵尖在河车路命门至长强段行分理手法 21 次。

步骤四 用金刚杵的杵柄在命门八阵及河车路命门至长强段行运转手法 35 次。

步骤五 用奎星笔的杵尖在委中、承山、昆仑、太溪行开阖手法 70 次。操作上平补平泻即可,每日 1 次。一般一周后就会有缓解。

杵小宝:大师,杵针在这过程中是怎么产生效果的呢?

杵大师:命门八阵、河车路命门至长强段为局部取穴法,有补益肾气的作用,又能清利湿热。委中为膀胱经之合穴,承山、昆仑为膀胱经腧穴,能清利膀胱湿热,利小便,太溪为肾经原穴,有滋阴清热之功,配以命门八阵,能加强补益肾气之力。

杵小宝:今天又学到了好多,谢谢大师指点。我这就回去给妈妈做杵针疗法。

杵大师:除了治疗外,预防腰椎间盘突出症,平时我们可以从以下几个方面加以注意:

1. 保持正确的姿势。无论是站立、行走还是坐着,都要保持正确的姿势。避免长时间保持同一姿势,尤其是弯腰、扭转等动作要适度。在办公或学习时应选择合适的椅子,确保腰部有足够的支撑。

2. 加强腰背肌锻炼。进行适当的腰背肌锻炼可以增强腰部肌肉的力量和稳定性,有助于预防腰椎间盘突出症。例如可以进行平板支撑、游泳、垫上五点支撑等运动。

3. 控制体重。过重会增加腰椎的负担,因此要注意控制体重,保持健康的饮食习惯,避免过多摄入高热量食物。

4. 注意保暖。要注意腰部保暖,避免受凉引起肌肉痉挛,从而增加腰椎间盘的压力。

5. 避免外伤。在进行剧烈运动或从事重体力劳动时,要注意保护腰部,避免受到外力撞击或扭伤。

6. 睡眠姿势。选择适合自己的床垫和枕头,保持脊柱的自然曲线。侧卧时,可以在膝盖之间夹一个枕头以减轻腰部压力。

7. 定期检查。如有腰痛、腿痛等症状,应及时就医检查,以便早期发现、及时治疗腰椎间盘突出症。

通过以上措施,可以有效降低腰椎间盘突出症的发病风险。同时,保持良好的生活习惯和心态,也对预防腰椎间盘突出症有所帮助。

杵小宝:看来我妈妈平时还是太辛苦了。

一周后……

杵小宝:大师,按照你讲解的方法给我妈妈做保健治疗后,她的腰部疼痛感明显缓解了。真是多谢大师指导!

杵大师:不客气,小宝。腰椎间盘突出症属于慢性病,姿势不对或者长期劳累都有可能复发,所以还是需要长期注意保养。

杵大师贴心提示

杵针治疗腰椎间盘突出症的效果因人而异。一般来说,经过一段时间的治疗,患者的腰痛和坐骨神经痛症状可以得到一定程度的缓解。然而,对于病情较重或病程较长的患者,可能需要更长时间的治疗才能取得明显效果。因此,在治疗过程中要保持耐心和信心。

总之,杵针治疗腰椎间盘突出症是一种有效的非药物治疗手段。在治疗过程中,患者应积极配合医生的治疗建议,注意休息和保养,以期早日康复。同时,如果症状持续加重或出现其他不适症状,应及时就医检查和治疗。

膝关节炎

杵小宝：大师，我奶奶说她最近膝盖痛。奶奶最近上下个楼梯都很不方便，没事就捂着她的膝盖。这两天天气变化就更加明显了。你说她这是怎么回事啊？

杵大师：小宝，别着急，说说奶奶的具体情况吧，包括疼痛的性质、持续时间、是否有肿胀等。

杵小宝：我问了她，说主要是钝痛，有时候是持续性的，有时候是一阵一阵的。走路多了或者上下楼梯时特别明显，有时候还会感觉关节有点卡住。关节周围有时候会肿胀，但不是很严重。

杵大师：她今年多大年纪了？有没有其他慢性疾病？

杵小宝：她今年 70 岁，有高血压和高脂血症，一直在吃药控制。身材偏肥胖。

杵大师：看她的症状，和年龄及慢性疾病都有一定的关系。根据你的描述，很可能是骨性膝关节炎。

杵小宝：是膝关节炎啊！

杵大师：今天咱们就来讲讲。骨性膝关节炎是一种以膝关节退行性改变为特征的疾病，比较常见。由于膝关节软骨退行性改变导致软骨磨损、破坏，伴有关节周围骨质增生。该疾病的发生与年龄、长期劳损和遗传等因素有关。临床主要表现为疼痛、肿胀、关节僵硬、打软腿和畸形等。

杵小宝：中医是怎么认识的呢？

杵大师：骨性膝关节炎属中医学"痹证"范畴，亦可参考"鹤膝风""骨痹""筋痹"。中医学认为，骨性膝关节炎的发病与肝肾亏虚、气滞血瘀、寒湿闭阻等有关。

杵小宝：原来是这样的啊。那么，在临床实践时应该怎么去诊断与辨证呢？

杵大师：临床常见5种证型患者。

寒湿痹：关节冷痛较剧，疼痛部位多固定，遇寒加重，得温则减，局部皮色不红，触之不热。患者常感觉关节沉重、僵硬，活动受限，在晨起或久坐后尤为明显，这是关节屈伸不利。患者常伴有恶寒、四肢不温等，对寒冷环境较为敏感，恶寒喜热。舌淡苔白腻，脉弦紧或沉迟。寒湿型主要由寒湿之邪侵袭人体，留滞经络关节，闭阻气血运行所致。

行痹：关节疼痛，游走不定，关节屈伸不利，或在一处疼痛，向远处放射，牵掣麻木，如风行之速。此由体虚受风邪之气，风邪乘虚入里所致，故无定止。或兼恶寒发热等表证。舌苔薄白、薄腻或淡黄，脉浮、浮紧或浮弦。

痛痹：肌肉关节疼痛，痛势较剧，一般痛有定处，遇热痛减，遇寒痛增，局部皮肤有冷感，喜揉按。舌苔薄白，脉象浮紧或弦紧。

着痹：关节酸痛重着，或肿胀，痛有定处，阴雨寒冷天气每易发作。舌苔白腻，脉濡缓。

热痹：关节疼痛，痛不可触，屈伸不利，局部灼热红肿，得冷则舒。多有咽喉疼痛发热，汗出恶风，口渴烦闷，小便短赤等，舌苔黄而厚腻，脉象濡数。

杵小宝：大师，用杵针疗法，应该怎么去选穴操作呢？

杵大师：那我来给你讲讲。以局部取穴与循经取穴为主，以痛处阿是穴为八阵穴。

寒湿痹：治宜补益肝肾，祛风除湿，散寒止痛。犊鼻、梁丘、阳陵泉、膝阳关、曲泉、阴陵泉。

行痹：膈俞、血海。

痛痹：命门八阵、关元。

着痹：足三里、商丘、太溪。

对以上痹证，杵针用平补平泻法，并可加灸法。

热痹：治宜清热化湿，通调气血。以局部取穴和循经取穴为主。以痛处阿是穴为八阵穴。配以大椎八阵、曲池、合谷等穴。杵针用泻法。

杵小宝：大师，膝关节炎的治疗选上肢及颈部的穴位是出于什么考虑？

杵大师：有进步，小宝！大椎八阵、曲池、合谷清热利湿，解毒止痛以治热痹。分部选穴主要是根据病处的经脉循行部位，旨在疏通经脉气血，营卫调和,则湿热之邪无所依附而痹痛可解。

杵小宝:大师,还是想请你传授下适合大家居家操作的方法。

杵大师:好。平时居家自我保健操作,我们以阿是穴、血海、鹤顶、梁丘、内膝眼、外膝眼、阴陵泉、阳陵泉、足三里为主。

步骤一 用奎星笔的杵尖在阿是穴八阵、血海八阵、梁丘八阵及足三里八阵行开阖手法 21 次。

步骤二 用五星三台杵的杵尖在血海、梁丘、阴陵泉、阳陵泉、足三里行点叩手法 70 次。

步骤三 用奎星笔的杵尖在鹤顶、内膝眼、外膝眼行开阖手法和运转手法各 70 次。

步骤四 用奎星笔的杵柄在阿是穴八阵、血海八阵、梁丘八阵、足三里八阵、鹤顶、内膝眼、外膝眼、阴陵泉、阳陵泉行运转手法 49 次。

操作时要保持手法轻柔,避免过度刺激,以免加重炎症反应。同时,要注意杵针的深度和力度,以患者能耐受为度。每日 1 次,连续做 10 次。

杵针不刺入皮下,无破皮伤肌之苦,也不担心膝关节会感染。

杵小宝:好的,谢谢大师指导,真是受益匪浅啊,又学习到这么多知识。

杵大师:哈哈,小宝,赶紧回去给奶奶用杵针疗法吧,也帮助缓解一下症状。同时,需要叮嘱奶奶保持健康的生活方式。

合理饮食:保持良好的饮食习惯,维持合理的体重范围,避免过度肥胖,减轻膝关节的负担。

适当锻炼:适当锻炼有助于增强关节周围肌肉的力量,提高关节稳定性,减轻关节疼痛。建议选择低冲击性的运动。避免剧烈运动、长时间站立、长时间爬坡及下坡等。

保护关节:在日常生活中,注意保护膝关节,避免过度使用关节。如上下楼梯时,尽量使用扶手;提重物时,尽量分次提,避免一次性提过重物品;长时间坐立后,要适当活动关节。

注意保暖:膝关节对寒冷敏感,要注意保暖,避免关节受凉。在寒冷季节,可以佩戴护膝,以减少关节疼痛。

杵小宝:谢谢杵大师!我回去提醒我奶奶平时多加注意。

杵大师贴心提示

杵针可作为治疗骨性膝关节炎辅助方法，与其他治疗方法如药物治疗、物理治疗等相结合，以提高治疗效果。在治疗过程中，患者还应保持良好的生活习惯，如减少关节负重、避免长时间站立或行走等。

更年期综合征

杵大师：小宝，怎么垂头丧气的呀？是不是调皮被批评啦？

杵小宝：才不是呢！我想来都觉得冤枉。

杵大师：是谁冤枉我们的小宝啦？

杵小宝：我昨晚睡前洗澡的时候，就因为在浴室里唱了几句“大河向东流哇，天上的星星参北斗哇，诶啊嘿～啊嘿～嘿哟嘿～”就被我妈堵在浴室门口披着薄薄的浴巾训斥了半个多小时！莫名其妙地从我小时候的事开始数落我，说着说着到最后还哭哭啼啼的，把给我整不会了。

杵大师：啊！这个情况，小宝，你妈妈今年多少岁了呢？

杵小宝：我妈今年 45 岁了，虚岁 46 岁。

杵大师：你妈妈有可能是更年期综合征。

杵小宝：大师，你这么一说我还真觉得是这样。之前我妈可包容我了，但是最近这几个月经常莫名其妙地挑我和我爸的小错误。

杵大师：那有可能是。更年期综合征一般发生在 50 岁左右。妇女因卵巢功能衰退而出现的以自主神经功能紊乱为主的综合征，表现为月经周期紊乱、潮红、出汗、心悸、情绪改变等。

据《更年期综合征中西医结合诊治指南（2023 年版）》推测，到 2030 年底，我国绝经期女性数量将达到 2.1 亿，其中超过 85% 的女性可能会出现不同程度的更年期症状。约 35% 的女性在绝经期前后伴发各种不适症状，多数症状较轻，通过自己的调节症状逐渐消失。但是约 25% 的女性症状较重，影响生活和工作，病程长短不一，短的可能 1~2 年，较长的甚至要持续 10 余年。

杵小宝：天呐！我妈该不会就是那严重的 25% 里吧？

杵大师：这还是要看妈妈平时的具体症状表现啦！更年期综合征常常表现为情绪不稳定，易激动、紧张，烦躁、易怒、好哭，常失眠、多疑、易疲劳、记忆力减退、精神不集中，潮热、盗汗、五心烦热、自汗、时冷时热，胸闷、气短、心悸、眩晕，感觉减退或者过于敏感、骨关节疼痛、皮肤麻木、刺痒、蚁行感等。

杵小宝：这么多症状，太难受了！

杵大师：是啊，在临床上还会有月经和生殖器变化，如：月经周期延长或缩短，经量增加甚至血崩，接着就是月经周期不规则，经量逐渐减少而停止，更有甚者月经骤停。与此伴随着的是外阴、阴道、子宫、输卵管、卵巢、乳腺等组织逐渐萎缩，阴道分泌物减少，阴道皱襞消失，盆底肌等周围肌肉松弛。有些女性还伴随着绝经期骨质疏松症，骨密度迅速下降，甚至出现骨折。

杵小宝：难怪我妈会这样，我得理解她。杵大师，中医是怎么看待更年期综合征的呢？

杵大师：中医学很早就对更年期综合征有了明确认识。《素问·上古天真论》里面记载的："女子七岁肾气盛，齿更发长。二七而天癸至，任脉通，太冲脉盛，月事以时下，故有子。三七肾气平均，故真牙生而长极。四七筋骨坚，发长极，身体盛壮。五七阳明脉衰，面始焦，发始堕。六七三阳脉衰于上，面皆焦，发始白。七七任脉虚，太冲脉衰少，天癸竭，地道不通，故形坏而无子也。"任脉虚了，太冲脉的气血衰弱减少。天癸是维持女性生理之源之本也，天癸竭是女性自然衰老的生理现象，在此期间会出现肾气的逐渐衰弱、人体精气经血的不足，太冲脉和任脉的亏虚是其根本。

杵小宝：在女性的生理中，天癸和冲任的充足与虚弱的变化在女性生理病理中是如此重要。

杵大师：是的，天癸、冲任的充盈与否还与其先天禀赋、工作条件及生活环境的差异而有别。

杵小宝：谢谢杵大师。在临床实践中，是如何对更年期综合征辨证分型的呢？

杵大师：更年期综合征一般分为心肾不交型、肝肾阴虚型、脾肾阳虚型。

心肾不交型：主要表现为心悸怔忡、失眠多梦、潮热出汗、五心烦热、情绪不稳定、喜怒易忧愁、腰膝酸软、头晕耳鸣等。

肝肾阴虚型：主要表现为头晕目眩、心烦易怒、潮热出汗、五心烦热、胸闷胁胀、腰膝酸软、口干舌燥、尿少、便秘等症状。

脾肾阳虚型：主要表现为头晕脑涨、忧郁健忘、脘腹满闷、嗳气吞酸、呕恶厌食、神疲体倦、腰酸肢冷、肢体浮肿、大便稀溏等。

在这3种证型中，有共同点，也有因证型的不同而表现出不同的症状的，需要辨别。

杵小宝：是的，辨证论治是中医临证的核心。杵大师，辨证论治对老百姓来讲，还是有些困难的。那能不能传授我一下适合大多数人更年期综合征的杵针治疗基本方法呢？学会了，我给妈妈在家保健治疗。

杵大师：我就给你总结一下杵针治疗的基本方法吧！

步骤一 用五星三台杵五星端对百会八阵行点叩手法21次。以力度适中，不破皮肤为宜。

步骤二 用五星三台杵五星端在气海、关元、中脘做开阖手法各140次。

步骤三 用七曜混元杵钝头在命门八阵做运转手法140次。

步骤四 用奎星笔在太溪、太冲、三阴交、足三里做开阖手法各210次、运转手法各210次。

步骤五 用七曜混元杵的杵头部于河车路天突至膻中段和膻中至神阙段分别做分理手法70次。

操作上平补平泻即可。

杵小宝：作为基本治疗方法，为什么要选取这些穴位呢？

杵大师：百会八阵位于巅顶属于督脉，可升清降浊、平肝潜阳、清利头目；气海、关元可补益元气、调和冲任；胃之募穴位中脘，调理脾胃，通达中焦；命门八阵可以补益命火、温煦中焦、补益先天；太溪是足少阴肾经原穴，太冲是足厥阴肝经原穴，两穴相配，前者滋阴，后者平肝，功在滋水涵木以解肝阳上亢之症，缓解你妈妈现在的“脾气”；足三里为强壮要穴，补益中州以助运化，三阴交调理阴经、通达心肾，两穴以健脾养血、健旺生化之源，交通心肾；河车路天突至膻中段和膻中至神阙段可宽胸理气、理气活络、承上启下、通达三焦之用。

这下明白了吧！回去给你妈妈保健治疗，以缓解她的症状，你也少挨点骂。

杵小宝：好嘞！太感谢杵大师啦。

杵大师贴心提示

杵针疗法对更年期综合征有较良好的效果，但在治疗时应当同时加以心理疏导，予以安慰和理解，使其心情舒畅，从而缓解其忧郁、焦虑、急躁、易怒的情绪。另外，患者可以适度地进行室外活动，如散步、打球、骑自行车等，也可以打八段锦、逛公园、看看花鸟鱼虫等。劳逸结合，保证充足睡眠。

痛经

杵小宝：杵大师，隔壁邻居小芳姐姐这几天特别焦虑，问她原因，竟然是因为马上要来“大姨妈”了。什么是“大姨妈”？

杵大师：“大姨妈”是老百姓通俗的说法，指的是月经。

杵小宝：哦，原来是月经啊。那她为什么会焦虑呢？

杵大师：小芳每次来月经的时候有什么不舒服的表现吗？

杵小宝：小芳姐姐每次来月经的时候，脸都非常苍白，还会捂着肚子，喊疼。大热天的还捂着热水袋躺着。

杵大师：八成小芳是因为痛经才焦虑的。

杵小宝：痛经？

杵大师：痛经是指女性正值经期或经行前后，出现周期性小腹疼痛，或伴腰骶酸痛。疼痛剧烈时，甚至会晕厥，影响正常工作及生活。

杵小宝：痛经痛起来这么严重啊！痛经是很难治的疾病吗？

杵大师：痛经是比较常见的疾病。医家很早就有关于痛经的记载，如《金匮要略·妇人杂病脉证并治》载：“带下，经水不利，少腹满痛，经一月再见者，土瓜根散主之。”指出瘀血内阻而致经行不畅，小腹胀痛，1个月后周期性再出现的痛经特点。

杵小宝：那是什么原因造成的痛经呢？

杵大师：《景岳全书·妇人规》有云：“经行腹痛，证有虚实。实者或因寒滞，或因血滞，或因气滞，或因热滞；虚者有因血虚，有因气虚。然实痛者，多痛于未行之前，经通而痛自减；虚痛者，于既行之后，血去而痛未止，或血去而痛益甚。大都可按可揉者为虚，拒按拒揉者为实。”

杵小宝：大师，典籍里所阐述的是不是人们常说的“不通则痛，不荣则痛”？

杵大师：是的。中医认为，痛经主要与风、寒、暑、湿、燥、火、情志、饮食等因素有关，病位在冲任二脉和胞宫，与肝、脾、肾密切相关。

杵小宝：那痛经主要证型有哪些呢？

杵大师：痛经主要证型有寒凝血瘀型、气滞血瘀型、气血亏虚型、湿热瘀阻型、肾气亏损型5型。

杵大师：首先，咱们刚刚提到了气血不畅导致了痛经，但是这里又分为实证和虚证。实证者，由于七情不调，肝郁气滞，气机不利，血行受阻，而冲任不利，经血滞于胞中，或经期感寒饮冷，寒湿伤于下焦，客于胞宫，经血运行不畅，滞而作痛。

杵小宝：那虚证呢？

杵大师：虚者，多由素体虚弱或久病之后，气血两亏，行经以后，血海空虚，胞脉失养；或因多产房劳，肝肾亏损，以致精亏血少，冲任不足，经行之后，血海空虚，不能滋养胞脉而致小腹虚痛。

杵小宝：我们可不可以通过杵针疗法来缓解痛经的疼痛呢？

杵大师：当然可以啦！小宝，我们在做杵针治疗之前，还是要分清楚实证和虚证，这样才能更有针对性对病症进行有效治疗。首先是我们刚刚提到的实证。举个例子，小王每次来月经前或者来月经的期间会有小腹的疼痛，伴有月经量的减少，颜色的话，偏紫红，还有血凝块。有些时候乳房还很胀痛，当血块从体内排出的时候，会得到一定程度的缓解。而且她特别喜欢用热水袋热敷自己的小肚子，来缓解疼痛。

杵小宝：那这个时候，我们要怎么做治疗呢？

杵大师：在给小王治疗的时候，选取河车路命门至长强段、命门八阵、腰俞八阵、中极、太冲、三阴交等，用泻法或平补平泻法进行杵针治疗。用金刚杵、奎星笔和五星三台杵对这些穴位和河车路进行点叩和开阖，每个穴位至少70次，然后用七曜混元杵对这些穴位和河车路进行分理，每个穴位至少21次。

杵小宝：那虚证呢？

杵大师：比如小李每次来月经或者月经结束以后，肚子总是会隐隐作痛，特别喜欢按揉自己的肚子，这样能缓解疼痛感，并且每次月经量也是逐渐减少的，伴有腰部酸胀、四肢的疲倦，有时候吃饭都没有胃口，舌质淡，苔薄白。小宝，你说应该怎么对她进行治疗呢？

杵小宝：首先，我会用金刚杵、五星三台杵或者奎星笔对河车路命门至长强段，命门八阵、腰俞八阵、关元八阵，三阴交、足三里等穴位行点叩和开阖手法，每个穴位至少操作 70 次。然后，用七曜混元杵对这些穴位行运转手法，每个穴位至少操作 35 次。用补法进行杵针治疗。大师，我这样做，没有问题吧？

杵大师：很厉害嘛，都懂得举一反三了。

杵小宝：谢谢大师夸奖！但是为什么要选这些穴位呢？

杵大师：治疗实证痛经所选用的命门八阵、腰俞八阵，河车路命门至长强段有温经散寒，调气通经，活血止痛的作用。而中极是足三阴、任脉之会，有补肾气、利膀胱、调理冲任的作用。太冲为肝经原穴，可行气通经，三阴交为足太阴脾经常用腧穴之一，为足三阴经（肝、脾、肾）的交会穴，可调补肝、脾、肾三经气血。中极、太冲配以三阴交，可调理气血，气血畅通则痛经可除。

治疗虚证痛经的所选用的命门八阵、腰俞八阵、河车路命门至长强段，均属督脉。督脉总督一身之阳经。用补法刺激穴位以补真阳、益冲任、调气血、养肝肾从而达到止痛的目的。而关元为任脉腧穴，内通胞宫，外通三阴之经，可益肝肾之精血，调补冲任。三阴交、足三里相互配合调补脾胃，以益气血生化之源。这样肝肾、气血都得到很好的滋养，痛经的问题就迎刃而解啦！

杵小宝：又学到了，谢谢杵大师！中医真是博大精深，以后我一定要更加发奋努力学习，争取掌握更多的杵针知识，造福更多的小伙伴！

月经不调

杵小宝：杵大师，我邻居家的小姐姐在网上看到“警惕！多囊卵巢综合征易引起育龄期女性月经不调和不孕”的内容后就很紧张。很担心自己月经不规律，是不是得了多囊卵巢综合征，会不会影响生育。

杵大师：这是挺复杂的问题。

杵小宝：那什么是多囊卵巢综合征呢？

杵大师：据《多囊卵巢综合征中西医结合诊治指南（2024 年版）》介绍，多囊卵巢综合征是一种以高雄激素血症、排卵障碍和卵巢多囊样改变为主要特征，集生殖、代谢及心理障碍为一体的生殖内分泌代谢性疾病。我国育龄期妇女患病率约为 5.6%。

杵小宝：患病率还是挺高的啊，得了多囊卵巢综合征的女孩子都有哪些症状呢？

杵大师：症状非常明显，我们平时所说的月经不调。也就是月经周期或月经血量与正常范围相比出现明显偏差。通常一个月经周期是从一个月经周期的第 1 天到下一个月经周期第 1 天的时间间隔，正常周期通常为 21~35 天。月经周期异常通常表现为月经周期的缩短（周期小于 21 天，称为频发月经）或延长（周期超过 35 天，称为稀发月经）。

杵小宝：这个还是很好区分的，那是不是只要月经周期异常就有可能是月经不调了。

杵大师：时间是重要的条件之一。另外，月经流量的异常也是需要警惕的。单次月经周期的失血量超过 80ml，或者月经持续时间超过 7 天就属于月经过多了。而导致月经过多的原因很多，包括子宫肌瘤、子宫内膜异位症等。而与月经过多相反，如果月经血量异常减少，就属于月经过少了。这个可能与卵巢储备减少、压力过大等因素有关。

杵小宝：原来还有这么多情况啊！

杵大师：当然了。月经不调不仅影响女性的日常生活和心理健康，长期月经不调还可能引发生殖系统疾病，如不孕症、子宫内膜异位症等。此外，月经不调还有可能与内分泌系统疾病或肿瘤有关系。因而，月经不调的及时诊断和治疗就显得至关重要了。

杵小宝：那中医是怎么认识月经不调的呢？

杵大师：沈金鳌在《妇科玉尺》中所言："经贵乎如期，若来时或前或后，或多或少……或数月一至，皆为不调。"中医将月经不调分为月经先期、月经后期、月经先后无定期、月经过多、月经过少五大类。月经不调多是由于"先天不足、后天失调"所致。

杵小宝："先天不足，后天失调"是不是就是和我们的五脏六腑有很大的关系呢？

杵大师：你说得没有错，小宝。经水由血所化，月经的正常离不开气血充盈和正常运转，而气血的充盈、运转与脏腑功能的正常发挥有直接联系。月经不调主要是肝、脾、肾三脏功能受损所致。肝主藏血，为经血之源，《子午流注说难》中提到"肝藏血，女子太冲脉盛，则月事以下"，肝藏血功能正常，经水充盈方能正常下注胞宫。肝亦主疏泄，条畅气机，肝疏泄功能对全身脏腑之气机起调节作用。《读医随笔》提到"凡脏腑十二经之气化，皆必借肝胆之气化以鼓舞之，始能调畅而不病"，脏腑活动正常，月经方可正常。此外，肝肾同源，肾主生殖而系胞胎，《素问》中提到"二七而天癸至，任脉通，太冲脉盛，月事以时下"。肾是月经正常的生殖功能重要保障。

杵小宝：大师，你提到了肝和肾，那脾呢？

杵大师：脾为后天之本，主运化。脾运化水谷功能正常，气血生化有源，经水有源。《妇人大全良方》更是强调了"妇人以血为基本"。脾主统血，脾气虚衰固摄无权，血溢脉外，则月经提前、过多。所以啊，月经的正常与肝、脾、肾三脏功能的正常密切相关。

杵小宝：嗯嗯，谢谢杵大师！那我们的杵针疗法是不是可以来治疗月经不调呢？

杵大师：当然！我先给你说说月经不调的辨证施治。月经不调首先分为实证和虚证。实证多有气滞、血瘀，由经血不通，经脉受阻，气血运行不畅所致；虚证多为气虚、血虚，由机体营养不足，血海空虚，不能按时满盈所致。治法以行气散瘀、补气养血为主。

杵小宝：那实证和虚证的月经不调有什么表现呢？

杵大师：实证主要表现为经行延后，量少色黯有瘀块，少腹冷痛，脉沉紧；或胸胁乳房作胀，小腹胀痛，舌苔薄白，或舌质有瘀斑，脉弦。

虚证主要表现为经行超前，量多色淡质稀，气短神疲，纳差便溏，小腹空坠，舌质淡，苔薄白，脉细弱。那么，面对不同的证型患者，我们使用的杵针手法也有不同。

杵小宝：那具体该怎么操作呢？

杵大师：下面根据不同的病情案例，给你好好讲讲杵针的治疗方法。

杵小宝：太好了！

杵大师：之前在医院门诊遇到了一位年轻的女患者，因为工作压力大，经常加班熬夜，加上平时饮食不规律，导致每次月经都会延后，月经的量也是很少，颜色偏清淡，肚子还时不时隐隐作痛，面色也不是很好看，甚至有些时候还会头晕目眩。那她这个是实证还是虚证呢？

杵小宝：她这种应该是虚证引起的月经不调，对吗？

杵大师：回答正确。那我们可以选择河车路至阳至长强段、命门八阵、至阳八阵、气海八阵、三阴交、足三里等穴位。用五星三台杵对这些穴位和河车路进行点叩和开阖，每个穴位至少70次，然后用七曜混元杵钝面对这些穴位和河车路做运转手法，每个穴位至少21次。用补法进行杵针治疗。在治疗的同时进行健康教育，叮嘱避免熬夜和过度劳累。饮食均衡，有规律地吃饭。

杵小宝：那大师治疗过实证的患者吗？

杵大师：当然。有一位中年女患者，因为家庭关系不和谐，经常和家里人吵架生气，月经每次都推迟，量也是偏少，颜色暗红有血块，肚子冷痛。此外，胸部有些时候还发胀、疼痛，严重的时候碰都不能碰，舌体有瘀斑瘀点。这位患者是由于情志郁结，气机郁滞，血行不畅，冲任受阻从而导致月经不调。

那么，在治疗的时候选取了河车路至阳至长强段、命门八阵、至阳八阵、三阴交、中极、归来、蠡沟等。用五星三台杵对这些穴位和河车路分别行点叩和开阖手法，每个穴位至少70次，然后用七曜混元杵钝面对这些穴位和河车路行运转手法，每个穴位至少21次。用泻法进行杵针治疗。同时，建议患者多和家里人沟通交流，保持心情舒畅，帮助缓解病情。

杵小宝：那为什么选以上穴位进行治疗呢？

杵大师：治疗月经不调实证所选用的命门八阵、至阳八阵、河车路至阳至长强段可以行滞、活血、调经。三阴交为足三阴经（肝、脾、肾）的交会穴，可调补肝、脾、肾三经气血。中极是足三阴、任脉之会，有补肾气的作用。归来为足阳明胃经腧穴，蠡沟为足厥阴肝经腧穴，杵针用泻法可以活血调经。

治疗虚证，选用气海八阵可调理冲任，补气以生血。所谓善补阴者，必于阳中求阴；选用命门八阵、至阳八阵、河车路至阳至长强段活血调经；三阴交、足三里能补脾胃以助生化之源，化源充足则阴血自生。血海充盈，气血旺，月经可如期而至。

杵小宝：明白了，我去跟邻居姐姐解释清楚，给她用杵针疗法保健治疗，帮助调理月经，让她放宽心。再见，杵大师！

杵大师贴心提示

杵针疗法对月经不调有较良好的疗效，同时，也需要对患者进行健康教育：

1. 合理膳食　饮食均衡有助于维持身体健康状态。建议每日摄入足够的优质蛋白、维生素和矿物质，适量摄入富含铁、钙、维生素等的食物，例如绿叶蔬菜、水果、全谷类食物等。

2. 规律作息　充足的睡眠和规律的作息有助于调整体内激素水平，减轻生理压力，有利于月经的正常周期。

3. 舒缓情绪　学会有效的压力管理方法，如运动、冥想、温泉浴等，有助于舒缓情绪。

夜啼

杵大师：杵小爱，你今天怎么看起来有些萎靡不振？是不是昨天晚上又熬夜打游戏了？

杵小爱：大师，我小侄子在家里住，每到夜里他就哭闹不止，感觉我都要哭起来了。

杵大师：小孩子哭是他们表达需求或者不适的方式。是不是饿了？被子不合适？环境变化或者怕生？白天他哭吗？

杵小爱：白天一切正常，是位可爱的小天使，可一到晚上就会开始哭闹。我们尝试了各种办法，还是会哭。

杵大师：听起来，像是夜啼的问题。夜啼指婴幼儿常见的睡眠障碍，通常表现为白天如常，入夜则啼哭不安，或每夜定时啼哭，甚则通宵达旦的病症。生理性啼哭多由饥饿、尿布潮湿、温度不适等引起，调整后即可缓解；病理性啼哭则与疾病相关，需及时就诊。

杵小爱：小侄子倒没有明确疾病，就是不明原因的夜间反复啼哭。那我应该怎么去帮助我小侄子呢？杵针疗法可以试试吗？

杵大师：当然可以。杵针疗法操作易学易操作，而且不会刺破皮肤，小朋友接受度也高。不过，首先我们应该了解夜啼的病因病机及常见证型，以便有针对性地进行治疗。

杵小爱：大师，请详细讲讲。

杵大师：夜啼发病有先天因素与后天因素两方面。小儿脾常不足，如护理失慎，腹部受寒，寒邪入里，易为脾寒，夜间阳气渐衰，阴寒凝滞，气机不利，腹痛而啼。或小儿胎中受热，或小儿将养过温，积热上灼于心，心火不能下承，肾水不能上济，心肾不交，至夜间心烦不安而啼。或小儿神气未充，突闻异声，乍见异物，受惊受恐，心神不宁，惊恐不安，寐中惊惕而啼。

杵小爱：明白了，大师。这样看，夜啼一般分为脾虚中寒、心经积热、惊恐不安 3 型。那具体应该如何操作呢？

杵大师：夜啼脾虚中寒证主要表现为夜间啼哭，喜蜷卧，四肢欠温，口中气冷，纳少便溏，面色青白，舌淡白，舌苔薄白，指纹青红而淡。治宜温中散寒，理气止痛。选至阳八阵、脊中八阵。河车路大椎至命门段。配以神阙、足三里等穴位。杵针治疗用补法。按照以下操作流程进行：

步骤一 用七曜混元杵的针头对河车路大椎至命门段行分理手法70次。

步骤二 用七曜混元杵的针柄对至阳八阵、脊中八阵行点叩和运转手法各21次。以皮肤潮红为度。

步骤三 用五星三台杵五星端对至阳八阵、脊中八阵行点叩手法各49次。以力度适中，不破皮肤为宜。

步骤四 用奎星笔在神阙、足三里进行开阖手法各140次，运转手法各140次。以皮肤潮红为度，不可过重。

杵小爱：那心经积热证应该如何辨别和操作呢？

杵大师：心经积热证表现为夜间啼哭，烦躁不安，口中气热，尿黄，大便干结，面赤唇红，指纹青紫，为心火所扰，神不得安。治宜清心安神。选择穴位：神道八阵，河车路大椎至命门段，配以中冲、神门、涌泉。杵针治疗用泻法或平补平泻法。按照以下操作流程进行：

步骤一 用七曜混元杵针头对河车路大椎至命门段行分理手法70次。

步骤二 用七曜混元杵针柄对神道八阵行点叩和运转手法21次，以皮肤潮红为度。

步骤三 用奎星笔在中冲、神门、涌泉进行开阖手法各140次，运转手法各140次。以皮肤潮红为度，不可过重。操作以平补平泻为主。

对于惊恐不安患儿，加间使、大敦，行开阖手法各140次，运转手法各140次。

杵小爱：谢谢杵大师，操作我已经全部记下来了。可以再给我讲讲上述穴位选用的思路吗？

杵大师：当然可以。对于脾虚中寒证，我们选择至阳八阵、脊中八阵和河车路大椎至命门段以温补脾胃。神阙位于脐部中央，是人体先天之本源，后天之根蒂，是元神出入之处。足三里可健脾胃、调气血。配神阙、足三里两穴以培元固本、温补脾阳，调气安神。

对于心经积热证，我们选择神道八阵和特定的河车路段来清心泻火、宁心安神。中冲是心经的井穴，能够清心泻火；涌泉是肾经的井穴，可以滋肾降火。两穴相配，使心火得降，肾水得升，心肾相交，从而达到平衡。神门是手少阴心经的原穴，有助于宁心安神。此外，间使和大敦也有清心安神的作用。

杵小爱：原来如此，这下我全明白了。谢谢杵大师！关于夜啼，家长在日常生活中应该注意哪些事项来预防或减轻孩子夜啼呢？

杵大师：杵针疗法作为一种辅助手段，可以有效地调节孩子的神经系统，缓解紧张情绪，改善睡眠质量。家长在日常生活中，需要注意以下几点：

第一，为孩子创造安稳的睡眠环境。家里尽量保持安静和谐，避免有过大的噪声或突然的响声，以免孩子被惊醒。同时，房间的光线也要尽量柔和，避免强光直接照射孩子的眼睛，影响其睡眠质量。

第二，确保孩子作息规律。家长应该帮助孩子建立起良好的生物钟，让他们每天能在固定的时间上床睡觉。

第三，在孩子睡前，家长可以为他们做一些轻柔的按摩，帮助他们放松肌肉，缓解一天的疲劳。或者使用杵针进行保健按摩。这样也有助于孩子更快地进入深度睡眠状态。当然，按摩或者杵针保健的手法要轻柔，避免过度刺激孩子。

杵小爱：谢谢大师的详细指导，这些建议都非常实用。我回去后一定要给家里人都科普一下，让他们都了解如何更好地照顾孩子。希望侄子能早日摆脱夜啼的困扰！

小儿厌食

杵大师：怎么了，小宝？怎么看你忧心忡忡的呢，是有什么烦心事吗？

杵小宝：大师，我有个侄女，已经 7 岁了，在学校体检，身高、体重都没达标。我姐姐都非常着急，找到我了，说我是学中医的，给她想想办法。

杵大师：那你想到办法了吗？小姑娘身高、体重不达标有什么明显的原因吗？

杵小宝：主要问题是小朋友没有胃口，吃得少。从出生到现在都这样，长时间营养摄入不足，影响生长发育！

杵大师：听你这么说，你侄女应该是属于“厌食”。

杵小宝：厌食！严重吗，大师？

杵大师：厌食是以长期食欲不振、食量减少、厌恶进食为主要特征的儿科脾胃系统疾病。厌食除食欲不振外，一般没有其他不适症状，预后也比较好。不用太担心。

杵小宝：这么看来，我侄女应该就是厌食了吧？

杵大师：根据 2024 年《儿童厌食中医临床诊疗指南（修订）》，诊断厌食，一是有先天不足、喂养不当、情志失调、病后失调及他病伤脾史；二是至少持续 1 个月，食欲不振或减退、食量减少、不思饮食甚至厌恶进食等。可伴有面色少华、形体偏瘦，患儿精神尚好且活动如常；三是无外感或内伤疾病导致的厌食症状。

厌食还需要与积滞、疳证、疰夏相鉴别。还要知道厌食与厌食症不能等同，明白了不？

杵小宝：为啥厌食和厌食症不能完全等同呢？

杵大师：厌食，一般是指儿童的食欲不振或减退、食量减少、不思饮食甚至厌恶进食等，但厌食症则是一种精神性食欲丧失，以故意限制食物摄入、极端减轻体重为特征。所以，两者有共同点，也有本质区别。临床上我们要进行鉴别，才能对症治疗。

杵小宝：原来是这样啊！这么一说，我茅塞顿开，太感谢杵大师了。那我们对厌食怎么进行辨证分型呢？

杵大师：来，我们先回顾几条经典。

《素问》："仓廪之官，五味出焉"。中医认为，脾胃是水谷之海，是气血生化之源，为后天之本。健全脾胃，保养正气，是养生保健之大法。

《金匮要略》："四季脾旺不受邪"。健脾胃，扶正气。脾气强健，人体的正气充足，防御功能强大，能够抵抗外邪侵袭。

《脾胃论》："内伤脾胃，百病由生。"脾胃虚弱，气血生化之源匮乏，则诸病丛生。故可说，脾胃为健康之根。

《三消论》说："五脏六腑，四肢百骸，皆禀受于脾胃，行其津液，相与濡润滋养矣。"刘完素十分重视脾胃，认为脾胃属土，饮食入胃后，通过胃的消磨腐熟，脾的吸收运化，发挥营养五脏六腑、四肢百骸、五官九窍以及固护根本的作用。

杵小宝：我明白了。厌食主要病位在脾胃，核心病机是脾胃不和，纳化失司。

杵大师：对。根据脾胃受损程度不同，结合虚实辨证，临床常见脾失健运、脾胃气虚、脾胃阴虚、肝脾不和、脾胃湿热 5 个证型。

临床见患儿食欲不振，厌恶进食或拒食，食量减少，多食则脘腹饱胀，面色少华，精神、形体尚可，嗳气呃逆，口淡乏味，小便可，大便不调，考虑是脾失健运证。

临床见患儿不思饮食，甚至厌恶进食，食量减少，口淡乏味，面色少华，唇色淡，少气懒言，肢倦乏力，形体偏瘦，肌肉松软，大便稀溏 / 或大便夹不消化食物，考虑是脾胃气虚证。

临床见患儿不思饮食，食量减少，口干多饮，唇红，皮肤干燥，烦躁少寐，手足心热，潮热盗汗，形体偏瘦，精神尚可，大便偏干，小便短黄，考虑是脾胃阴虚证。

临床见患儿食欲不振，甚至厌恶进食，食量减少，性情急躁，嗳气呃逆，胸胁痞满，夜寐欠安，好动多啼，咬齿磨牙，面色少华，形体偏瘦，大便不调便，考虑是肝脾不和证。

临床见患儿不思进食，甚至厌恶进食，食量减少，伴口渴不欲饮，口臭，时有恶心，甚则呕吐，口腻泛恶，胃脘胀满疼痛，面色萎黄，肢体困重，汗出黏滞，小便黄少，大便黏滞便，考虑是脾胃湿热证。

杵大师：对厌食的治疗，以运脾开胃为基本法则。脾失健运者，治以健脾开胃为主；脾胃气虚者，治以健脾益气为主；脾胃阴虚者，治以养胃育阴为主；肝脾不和者，治以疏肝健脾为主；脾胃湿热者，治以清化助运为主。

杵小宝：明白了，谢谢杵大师。我想用杵针疗法为侄女保健治疗。在穴位选取上，也是以运脾开胃为基本法则，据证型加减。您能详细讲讲吗？

杵大师：好。杵针疗法主穴选择：命门八阵、中脘八阵，河车路大椎至命门段，配以足三里、关元八阵、四缝、章门。加减：脾失健运证加脾俞、胃俞，脾胃气虚证加气海八阵，脾胃阴虚证加三阴交，肝脾不和证加肝俞、太冲，脾胃湿热证加合谷、阴陵泉、丰隆、内庭。杵针手法虚证应选补法，并可加灸；实证选择泻法或者平补平泻。

杵小宝：记下了，谢谢大师。根据我侄女目前的情况，应该属于脾胃气虚证。穴位选择命门八阵、中脘八阵，河车路大椎至命门段，配以足三里、气海八阵、关元八阵、四缝、章门。具体我们该怎么操作呢？

杵大师：我来演示一下。

步骤一　用奎星笔的杵尖在命门八阵、中脘八阵行开阖手法 21 次。

步骤二　用五星三台杵的杵尖在命门八阵、中脘八阵及河车路大椎至命门段行点叩手法 21 次。

步骤三　用七曜混元杵的杵尖在河车路大椎至命门段行分理手法 70 次。

步骤四　用金刚杵的杵尾钝面在河车路大椎至命门段行运转手法 140 次。

步骤五　用奎星笔的杵尖在足三里、气海八阵、关元八阵、四缝、章门行升降及开阖手法各 210 次。

用补法即可。每日 1 次，可以连续做 14 日。

杵小宝：谢谢大师，我全都记下来了。

杵大师：那你知道选以上穴位的思路吗？

杵小宝：命门八阵、中脘八阵有温补脾肾、扶正固本的功能，河车路大椎至命门段可调养肝脾肾，疏通经络，配以足三里、气海八阵、关元八阵、四缝、章门能温补脾胃，扶后天之本，益生化之源。

杵大师：不错，小伙子有认真学习！

杵大师贴心提示

杵针疗法对小儿厌食治疗效果较好。同时，建议家长注意纠正小儿不良饮食习惯，要做到“乳贵有时，食贵有节”。饮食定时适量，荤素搭配，少食肥甘厚味、生冷坚硬等不易消化食物，鼓励多食蔬菜及粗粮，勿随便服用补品。遵照“胃以喜为补”的原则，先从小儿喜欢的食物着手，诱导开胃，待其食欲增进后，再按营养的需求提供食物。根据患儿情况采取适宜的运动，饭前半小时避免剧烈运动。保持良好的情绪，不要强迫进食。注意预防其他可能出现的并发症，如贫血、免疫力低下、营养不良等。

耳鸣

杵小宝：大师，今天上午跟诊时，看到不少老年患者说自己总是听到嗞嗞、嗡嗡的声音，有的甚至听力还下降了，对生活造成挺大影响的。我奶奶最近也有这样的情况，还挺担心的。

杵大师：嗯，这是耳鸣了。老年人身体各项功能都在逐渐衰退，加上出现耳鸣，会让老年人更加休息不好，有时会出现焦虑。

杵小宝：耳鸣，我知道。它是指在无外界声音刺激的情况下，主观听到持续声响的症状。由听觉感受器及其传导路径的病理性刺激或听觉中枢病变所致，是一种常见的疾病。现代医学将耳鸣分为主观性和客观性。大师，中医是怎么认识耳鸣的呢？咱们李仲愚杵针疗法可以帮助耳鸣患者缓解症状吗？

杵大师：非常好！杵针疗法在保健治疗耳鸣方面是非常有疗效的哟！后面我再给你详细讲。

耳鸣中医又称“蝉鸣”或“苦鸣”。《黄帝内经》载：“髓海不足，则脑转耳鸣。”不仅明确记载了耳鸣，并阐述了其病机。历代医籍中对耳鸣均有大量记载。耳鸣多为外邪侵袭，或脏腑失调，致痰湿内生、肝郁化火，蒙蔽扰乱清窍，或虚损久耗，清窍失养所致。《素问·脉解》载：“阳气万物盛上而跃，故耳鸣也。”

杵小宝：大师，那耳鸣应该如何辨证论治呢？

杵大师：好的，那我给你讲讲。耳鸣的病机复杂，多以脏腑辨证为基础，结合其他辨证方法。临床常见风邪侵袭证、痰湿凝结证、肝气郁结证、脾胃虚弱证、气血不足证、肾元亏损证 6 型。

风邪侵袭证：耳鸣突然出现，病程比较短，耳内有堵塞感或听力下降，或伴有鼻塞、流涕、头痛、咳嗽等类似感冒的症状。

痰湿凝结证：耳鸣，耳朵有胀闷感，头部好像裹着东西一样沉重，胸部满闷，胃部胀满不适，咳嗽痰多，感觉嘴里无味，大便不爽快等。

肝气郁结证：耳鸣的起病或加重与情绪波动有关，抑郁或恼怒，有时会出现胸胁胀痛，夜寐不宁，头痛或眩晕，口苦咽干等。

脾胃虚弱证：耳鸣的发病或加重与劳累或思虑过度有关，或在下蹲站起时加重。身体困倦无力，不想说话，脸上没有血色，也没有胃口吃东西，腹胀、大便稀等。

气血不足证：耳鸣的发病或加重与精神紧张或压力过大有关，烦躁，睡不着觉，惊恐、心慌、紧张不安，注意力不能集中，倦怠乏力，脸上无血色等。

肾元亏损证：耳鸣长时间都不好，腰膝酸软、头晕眼花、头发脱落或牙齿松动等，或夜尿频繁，性功能减退，怕冷，四肢冰凉等。

你可以根据辨证分型，用杵针疗法给奶奶保健治疗一下，帮助减轻症状。

杵小宝：太好了，大师，快教教我如何选穴操作吧。

杵大师：

步骤一 用五星三台杵的五星端对百会八阵穴行点叩手法 21 次。以力度适中，不破皮肤为宜。

步骤二 用五星三台杵五星端在耳八廓穴行点叩手法 140 次。

步骤三 用奎星笔钝头在百会八阵穴做运转手法 210 次。

步骤四 用奎星笔在耳八廓穴做开阖手法 140 次，运转手法 210 次。

步骤五 用七曜混元杵的杵头部在河车路风府至命门段做分理手法 70 次。

步骤六 用奎星笔在翳风、听宫、足临泣、听会做运转手法各 140 次。

操作上平补平泻即可。

杵小宝：大师，是不是根据辨证分型还需要配上其他穴位？

杵大师：是的。小宝现在已经拥有基本的中医临床思维了，开始思考辨证论治，非常好。刚刚上面我讲了 6 种分型，可以简单地归纳为实证和虚证。一般情况下，突然发病，病程较短的考虑为实证；病程较久的，劳累后耳鸣加剧的考虑为虚证。在以上选穴平补平泻基础上，如果辨为实证，可以用五星三台杵的五星端对风府八阵穴行点叩手法 98 次，以力度适中，不破皮肤为宜；在侠溪、中渚用奎星笔做开阖手法各 70 次，手法可选用泻法；如果辨为虚证，可以用五星三台杵的五星端对命门八阵穴行点叩手法

70 次；用五星三台杵的五星端对关元八阵穴行点叩手法 70 次；用奎星笔在太溪、肾俞、足三里、昆仑做运转手法各 140 次，手法可以选用补法。

杵小宝：谢谢大师的指教。那为什么要选取这些穴位呢？

杵大师：百会八阵可升清降浊、平肝潜阳、清利头目；风府八阵联合河车路风府至命门段有平肝息风、清热泻火、通经活络、行气通窍的作用。耳八廓穴为治疗耳疾的特效穴。命门八阵联合河车路风府至命门段补气益精、培肾固本、疏经活络、通窍复聪。手、足少阳两条经脉均绕行于耳之前后，故取手少阳三焦经之中渚、翳风，足少阳胆经之听会、侠溪，远近相配，以疏导少阳经气。足临泣为胆经之腧穴，可清泄少阳经热，通畅气机，为上病下取之意。听宫为局部取穴，可疏通耳道。

杵小宝：谢谢大师的指导！今天又让我学到了很多新的知识。

杵大师贴心提示

治疗耳鸣还可结合自我按摩疗法。患者以两手掌心紧按外耳道口，同时以四指反复敲击枕部或乳突部，续而手掌起伏，使外耳道口有规律地开合。坚持每天早晚各做数分钟。另外，耳鸣大多需要较长时间的治疗。正确的中医治疗可使耳鸣引起的烦躁、焦虑、抑郁、失眠等继发症状得到缓解，并使耳鸣逐渐减轻甚至消失。部分耳鸣可在相当长的一段时间内持续存在。

近视

杵小宝：杵大师，我们中医学是怎么来看待近视的呢？

杵大师：近视有遗传因素也有环境因素。中医学认为，近视是劳心伤神、心阳耗损，或肝肾两虚，禀赋不足，加上用眼不当，目失所养造成的。

杵小宝：近视常见证型有哪些呢？

杵大师：临床常见肝肾亏虚、脾气虚弱、心阳不足 3 种类型。肝肾亏虚证常表现为视物昏暗，眼前黑花飞舞，头昏耳鸣，夜寐多梦，腰膝酸软，舌偏红、少苔，脉细。脾气虚弱证常表现为视物易疲劳，目喜垂闭，食欲不振，腹胀腹泻，四肢乏力，舌淡、苔白，脉弱。心阳不足证则表现为神疲乏力，畏寒肢冷，心烦，失眠健忘，舌淡、苔薄，脉弱。

杵小爱：明白了！大师，大家对预防控制近视需求高。那么，对于尚未学会辨证分型的朋友，可不可以用杵针疗法保健治疗呢？

杵大师：小爱说得对，近视最主要的还是预防控制。杵针疗法呢，简便易学，大家可以在家进行基本操作。选取风府八阵、命门八阵、眼八廓穴、河车路风府至大椎段，局部选取睛明、承泣、攒竹、光明、合谷、风池、太阳、三阴交、太冲等穴位。

具体操作可以先从风府八阵开始。

在风府八阵用五星三台杵五个齿的那一端行点叩手法 7 次；在命门八阵用五星三台杵五个齿的那一端行点叩手法 7 次，用金刚杵钝头行运转手法 7 次；在眼八廓穴用奎星笔针尖部行开阖手法 21 次，用奎星笔钝头行运转手法 21 次；在河车路风府至大椎段用五星三台杵三齿那一端行分理手法 70 次。睛明、承泣、攒竹、光明、合谷、风池、太阳、三阴交、太冲这几个穴位用奎星笔分别做开阖手法 21 次、运转手法 21 次。

当然，如果参照上面的主要症状可以自我辨证，依据证型可适当辨证加穴。如肝肾亏虚证加肝俞、肾俞、太冲、太溪补益肝肾、养精明目；脾虚气弱证加脾俞、胃俞、足三里补中益气、养血明目；心阳不足证加心俞、膈俞、内关、神门温补心阳、安神明目。这些穴位都可以用奎星笔做开阖手法和运转手法各 21 次,或者以 7 为倍数的更多次数。杵针操作可以用补法,或平补平泻法。需要注意的是,在眼部附近的操作不宜过重过快,避免伤到眼部。

杵小宝:这一套做下来可要 20 多分钟呢!

杵小爱:大师,这套操作的处方解析可以帮我们梳理一下吗?

杵大师:当然没问题。风府八阵、命门八阵、河车路风府至大椎段、眼八廓可调理经络之气,有滋补肝肾、益气明目之功。睛明、攒竹、承泣、太阳为治眼疾之常用穴,有养肝明目的作用。风池为足少阳与阳维之交会穴,内与眼络相连;光明为足少阳胆经络穴。肝胆相通互为表里,两者相配,可疏调眼络、补养肝肾、益气明目。

杵小爱:原来如此,感谢杵大师的指点。除了用杵针疗法预防控制,我们平时还有没有什么需要注意的地方呢?

杵大师:预防近视的重点,是做好青少年的视力保护工作。养成良好的用眼习惯,定期检查视力。同时,注意营养均衡,加强体育锻炼,增强体质。